JUJIA
ZHAOHU
JICHU

中国式居家养老实用手册

居家照护基础

U0301384

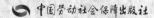
中国劳动社会保障出版社

图书在版编目（CIP）数据

居家照护基础：中国式居家养老实用手册/人力资源和社会保障部教材办公室，中国老教授协会职业教育研究院组织编写．－－北京：中国劳动社会保障出版社，2018

ISBN 978-7-5167-3443-8

Ⅰ．①居…　Ⅱ．①人…②中…　Ⅲ．①老年人–护理学–手册　Ⅳ.①R473.59-62

中国版本图书馆 CIP 数据核字（2018）第093575号

中国劳动社会保障出版社出版发行

（北京市惠新东街 1 号　邮政编码：100029）

*

三河市潮河印业有限公司印刷装订　　新华书店经销

787毫米×1092毫米　16 开本　13.25 印张　150 千字

2018 年 5 月第 1 版　　2018 年 5 月第 1 次印刷

定价：48.00 元

读者服务部电话：（010）64929211/84209103/84626437

营销部电话：（010）84414641

出版社网址：http://www.class.com.cn

编委会

总主编：沈小君

编　委（按姓氏笔画排序）：

　　　　刘志兴　回春茹　汤　杰　那国宏　杜　林　宋淑君

　　　　张宇傑　张彩虹　何吉洪　范立荣　周汝和　薛芳渝

本书编写人员

主　编：沈小君

编　者（按姓氏笔画排序）：

　　　　王　斌　刘诗怡　杨海龙　李　克　李欣壑　肖遵香

　　　　宋书香　张素红　张海波　徐丽丽　贾　莉　彭秋云

工作人员

演　示：梁金萍　肖同华

摄　影：果彤林

插　画：王　杰

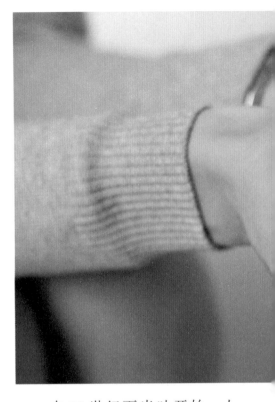

　　自 20 世纪下半叶开始，人口老龄化现状逐步成为各国决策者关注的一大议题，人口老龄化所引发的诸多问题也对越来越多国家的经济社会发展产生着深刻而持久的影响。2000 年年末中国进入老龄化社会，人口老龄化程度不断加深。截至 2016 年年底，中国 60 岁以上老年人口已超过 2.3 亿人，占总人口比例的 16.7%。据世界卫生组织预测，

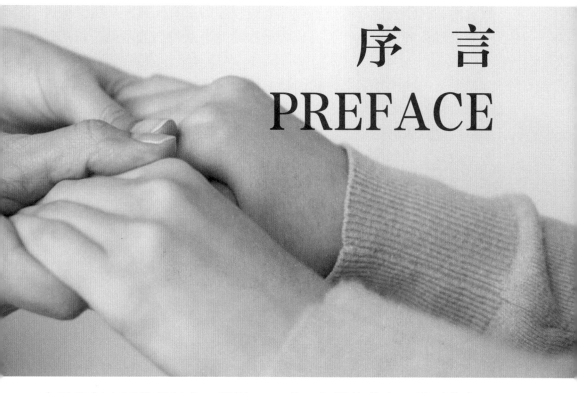

序 言
PREFACE

今后几年中国的老年人口将以每年超过 1 000 万人的速度增加，2033 年前后将达到 4 亿人，到 2053 年将达到峰值 4.87 亿人，超过全国总人口的 1/3。

随着人口老龄化形势的日益严峻，老年人的服务需求越来越多样化，养老服务将成为关乎老年人晚年生活质量及每个家庭福祉的民生事业。尽管可供老年人选择的养老形式很多，如机构养老、社区养老、居家养老等，但按照中国国情和民族习俗，居家养老显然是最符合老年人心愿的养老方式。一项调查显示：在中国，选择居家养老的老年人占 90% 以上，只有不到 10% 的老年人选择养老院或其他形式养老。

如何让老年人、家属和照护人员了解更科学的养老知识、熟悉更准确的护理方法、掌握更全面的操作技能，有效解决养老过程中的所有问题，从而保证居家养老过程的良性运转，已成为居家养老事业发展的基础、依托和支撑。

正是在这种背景下，我们精心策划，邀请业内众多专家、学者和多年从事养老工作的一线人员，在参阅大量的国内外文献及相关学科研究成果的基础上，结合中国居家养老服务市场的现状，汲取各家之长，共同编写了这套"中国式居家养老实用手册"。"中国式居家养老实用手册"首辑共6册，包括：《居家照护基础》《日常生活照护》《活动与运动》《疾病与康复》《心理呵护》《营养与膳食》。

本套丛书在内容上力求普及与提高相结合，以普及为主；通用性与专业化相兼顾，以通用性为主；具有"中国式、时代感、大众化"特色和"易学、易懂、易会"的特点；方便不同层次、不同角色的读者学习和使用，既可作为专业居家养老服务人员的培训用书，也可用作老年人、家属、照护人员的科普图书。

本套丛书在编写过程中，得到教育部中国老教授协会、中国国际职业资格评价协会、中国老年学和老年医学学会科学养生专业委员会、北京养生文化交流中心、北京市房山区康怡养老院的支持和帮助，在此表示衷心的感谢！

鉴于我国居家养老知识体系、能力培训体系暨人才评价体系建设工作刚刚起步，许多问题还有待探讨，加上编写人员水平和实践的局限，书中不足之处在所难免，我们热忱欢迎广大读者提出宝贵意见，以便不断修改完善。

中国老教授协会职业教育研究院执行院长
中国老年学和老年医学学会《全国科学养生论文集》编审委员会委员
沈小君

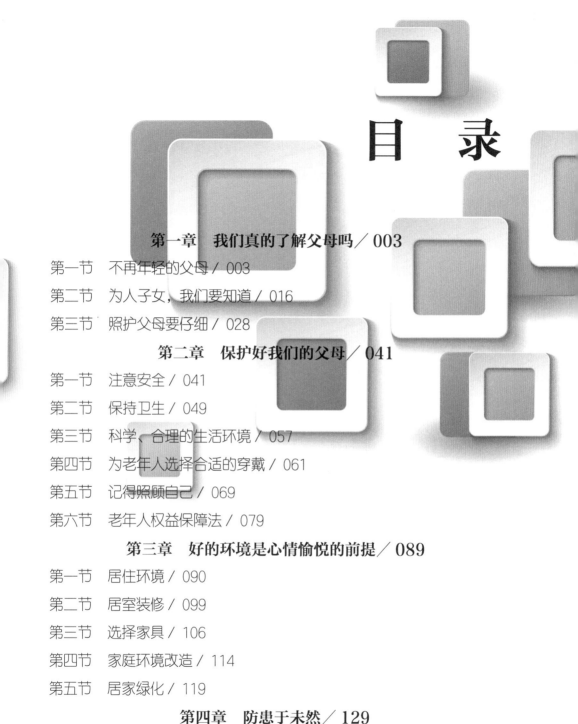

目　录

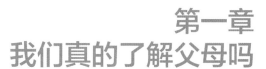

第一章
我们真的了解父母吗

第一节　不再年轻的父母

当我们的父母不再年轻，渐渐步入老年，他们越来越需要精心照护。要想做好老年人的基础照护工作，首先应该对老年人的生理特点与照护特点有深入和清晰的认识。随着年龄的增长，老年人身体各器官功能逐渐衰退，家庭生活、社会活动、经济条件、人际关系等各方面发生变化，老年人的生理也随之发生变化。

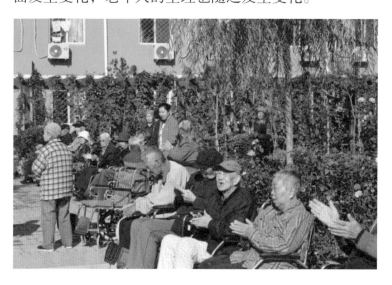

一、对外界事物反应迟钝

感觉器官功能的老化使老年人对外界事物的反应变得迟钝。视觉衰退容易使老年人眼花，出现老花眼，并且易患眼病，如白内障、青光眼等；听觉的减弱则表现在对声音，尤其是对高音调反应迟钝，造成老年人与别人交流困难，但有时又会对低声谈话较为敏感。对此，照护人员要注意不要无意中发牢骚，以免老年人听到影响相互关系。

由于视觉和听觉的功能减退，老年人判断事物的准确性降低，往往靠自己的想象力来判断问题，容易造成各种问题。此外，老年人的味觉、嗅觉、触觉等功能也在减退，有时容易发生烫伤、煤气中毒等意外情况，照护人员需要注意预防。

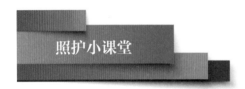

照护小课堂

——感觉器官功能老化的表现

1. 眼睛

眼眶内脂肪减少，眼球松弛内陷，眼裂变小；角膜失去光泽和透明度，边沿处出现老年环；结膜脂肪浸润，"白眼球"变得混浊；晶状体弹性降低或者硬化，出现老花眼或者白内障；玻璃体混浊，眼前漂浮小黑影，虽不影响视力，但干扰视线；视网膜对强光的耐受性下降；泪腺分泌减少，眼睛感觉干燥。

2. 耳朵

内耳、耳蜗和大脑颞叶的听觉细胞减少，中耳的听骨、鼓膜发生退行性变化，有关肌纤维萎缩，导致听力下降乃至耳聋。

3. 鼻

嗅觉退化，对气味的敏感性降低，对周围出现的有害气体不敏感，容易发生危险。

4. 舌

舌上的味觉细胞减少，对味道的感觉明显降低，觉得食物没味道，没食欲。

5. 皮肤

因为新陈代谢减慢，胶原蛋白合成减缓，皮下脂肪减少，皮肤变薄松弛，弹性下降；真皮和表皮的嵌合程度降低，导致皱纹增多，容易擦伤、起泡，受压部位容易发生压疮；皮肤表面小动脉硬化，汗腺、皮脂腺、毛囊萎缩，使皮肤干燥、粗糙、脱屑、瘙痒，毛发变白脱落；同时温度觉、运动位置觉、痛觉都有不同程度的减退。随着年龄增长，以上改变越来越明显。

二、易生病、易受伤

动脉硬化、血管弹性减弱、管腔变窄，导致老年人易患高血压、冠心病。另外，由于静脉血管弹性降低，血液回流困难，容易出现下肢肿胀不适。同时，老年人毛细血管变脆，皮肤受到轻微的碰撞就会发生皮下出血，从而形成瘀血的青紫斑。因此，要预防老年人在活动中受到损伤。

三、不宜长时间谈话

呼吸器官功能减退、肺活量下降，使老年人在身体活动量增加后，常会感到呼吸急促，脉搏加快，有时换气困难；老年人说话多时，也会感到气喘。所以与老年人一次谈话时间不要过长，特别是不要高声讲话，照护人员与老年人交谈要有耐心。另外，由于呼吸道抵抗力低下，老年人容易患感冒、气管炎、肺炎等疾病。

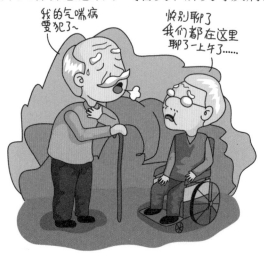

◉ 老年人不宜长时间谈话

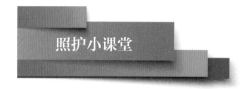

照护小课堂

——老年人呼吸系统衰老表现

1. 鼻

老年人的鼻腔黏膜变薄，腺体萎缩，分泌减少，对气流的加温和过滤功能降低，使呼吸道的整体防御能力下降。

2. 气管和支气管

随着年龄增长，老年人的气管及支气管管壁黏膜发生萎缩和退化，使黏膜的纤毛功能降低，保护性咳嗽反射的敏感性降低，小气道分泌物增多，黏度增大，造成细小支气管分泌物滞留，有利于细菌、病毒繁殖，常反复发生呼吸道感染。

3. 肺

肺的衰老表现在肺组织中肺泡总数减少，肺泡壁变薄，肺泡弹性纤维退化变性，使肺泡扩张，肺泡内气体潴留，形成肺气肿。还表现在肺毛细血管数目减少，肺血流阻力增加，导致肺的换气能力降低。这些变化让老年人呼吸频率增快，出现呼吸急促，体力活动加剧时更为明显。

4. 胸廓

衰老使脊柱、胸骨、肋骨和肋间肌都会发生钙化变硬，造成脊柱后凸，胸骨前凸，形成桶状胸，导致胸廓和肺的扩张受限，肺活量降低，咳嗽能力下降，痰液排出不畅，另外伴有全身免疫力下降。老年人容易发生气管和肺部的炎症，甚至引发肺源性心脏病，严重威胁健康和生命。

四、消化能力减弱

老年人消化器官功能的变化，表现为牙齿松动、脱落，咀嚼困难，胃肠蠕动减慢，消化液分泌减少，胃酸缺乏，对食物消化能力减弱，因此老年人易出现食欲减退、消化不良，从而导致营养缺乏，同时也易发生腹泻、便秘等疾病。

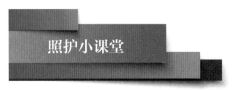

——消化器官功能老化的表现

1. 口腔

老年人牙齿松动甚至脱落，骨骼的结构和咀嚼肌退化，导致咀嚼功能减弱，食物不易嚼烂，出现吞咽困难。舌上味蕾减少、萎缩，造成味觉减退，食之无味。唾液腺萎缩，分泌唾液的能力下降，造成口干。因此很多老年人在食物的选择上受到限制，只能吃软食、精食，结果造成相应的营养素缺乏。

2. 食管和胃

由于消化道平滑肌萎缩，导致胃的运动和紧张性减弱，老年人食管和胃输送食物的功能均下降。食物在胃内停留时间延长，易发酵产生气体导致腹胀。胃的黏液细胞分泌减少，使胃的屏障保护能力下降，胃黏膜很容易受到胃酸和胃蛋白酶的侵蚀，导致胃黏膜发生糜烂、溃疡、出血。胃的腺细胞分泌减少，使胃的蛋白消化作用和胃酸的灭菌作用均降低，易发生胃肠炎症。

3. 小肠

小肠上皮细胞减少，肠壁黏膜萎缩，各种消化酶分泌减少，老年人易发生消化功能不良。小肠平滑肌变薄，肠蠕动功能减退，肠道血管硬化，肠壁血流量下降，老年人易发生吸收功能不良。吸收功能不良主要表现在小肠对木糖、钙、铁、维生素B1、维生素B12、维生素A、胡萝卜素、叶酸以及脂肪的吸收减少。

4. 大肠

随着年龄增长，结肠的蠕动逐渐减弱，对扩张的感觉不敏感，对内容物的压力感觉降低，导致食物残渣在肠道内停留时间延长，因此老年人常出现排便无力或便秘。

5. 肝脏

老年人肝脏发生增龄性缩小，肝血流量也减少，60岁时的肝内血流量可比20岁时减少40%～50%。血流量的减少使肝脏吸收营养、代谢和清除毒素的能力也相应减退，和青年人相比其代谢和解毒功能平均要下降40%以上，所以老年人的饮食和服药要严格控制，过量会发生代谢紊乱或中毒。

6. 胆囊

胆囊收缩功能减弱，胆汁在胆囊内过度浓缩，使胆固醇沉积，易引起胆石症和胆囊炎。

7. 胰腺

老年人胰腺细胞萎缩，胰岛细胞变性，如果胰岛素分泌减少，影响血液中葡萄糖的分解利用，易发生糖尿病。

五、记忆力下降

由于脑组织逐渐萎缩，神经系统呈进行性衰退，使老年人对外界事物反应迟钝，适应能力减弱；记忆力下降尤为明显，有时对刚才发生的事，很快就会忘记。照护人员对此应有所了解，防止因误解而产生矛盾。

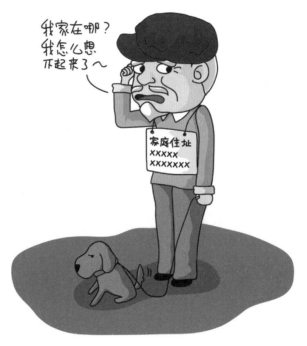

○ 老年人记忆力下降

照护小课堂

——神经系统功能老化表现

1. 大脑

大脑和其他器官一样，随着年龄增加而发生退行性变化。资料显示，人体储备的脑细胞大约有150亿个，50岁后每天约有10万个脑细胞发生变性死亡，使脑组织萎缩，脑重量减轻，脑室和蛛网膜下腔扩大。脑细胞中的脂褐素增加，形成神经系统内的"老年斑"，严重影响脑细胞的正常功能。脑老化的主要表现是健忘、感知觉减退、思维敏捷性降低、学习和语言能力下降、情绪不稳定，表现为感情脆弱，易发火，爱唠叨，对事物的兴趣范围变小，常有孤独感和自卑感，行为和思维刻板，发生多疑、焦虑、恐惧、抑郁，甚至老年痴呆。

2. 脊髓

脊髓的衰老主要表现在运动神经细胞减少、变性，使老年人出现运动障碍，如运动起始缓慢、力量减弱、精确度降低等。

3. 周围神经

周围神经的衰老变化主要是神经束内结缔组织增生，神经纤维变性，表现为睡眠时相变化，睡眠质量下降，情绪波动产生抑郁，对新鲜事物不敏感，想象力减弱，近期记忆力明显衰退。

4. 传导通路

由于神经系统的进行性衰老，各种感受器、效应器发生变化，神经纤维传导速度减慢，中枢神经调控功能降低，使机体的自稳态和适应环境的能力减弱，出现反应迟钝、行动迟缓、运动震颤、平衡失调等。

多数老年人因运动平衡能力下降，动作迟缓，反应迟钝，走路、站立不稳，抬脚困难，再加上肌肉萎缩、骨质疏松，所以很容易发生跌倒、脚踝部扭伤和骨折。

六、排尿次数增加或排尿困难

由于膀胱肌肉萎缩，老年人经常感到憋不住尿，排尿的次数增加。

尤其是夜尿的次数增加，有时甚至会发生遗尿。有些男性老年人前列腺肥大，易造成排尿困难，甚至尿潴留。

生殖系统功能衰退主要表现在老年人的性功能衰退。

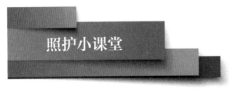

照护小课堂

——泌尿系统衰老表现

1. 肾脏

由于肾小动脉硬化，肾血流量减少，肾单位减少，肾萎缩，导致肾小球滤过率、肾小管和集合管的重吸收降低，使老年人容易发生脱水和电解质紊乱，以致影响心脏功能，导致心力衰竭。并且，肾脏对尿的浓缩能力也减退，所以老年人易出现多尿、夜尿增多等症状。

2. 膀胱

由于膀胱肌萎缩、变薄，尿道纤维组织增生变硬，括约肌萎缩，膀胱容量减少及神经调控功能的改变，老年人膀胱常发生不自主收缩，出现尿急、尿频、尿失禁等现象。

3. 尿道

由于尿道肌肉萎缩、变硬，出现排尿无力，尿流变细。由于尿道括约肌松弛，缺乏随意控制，出现尿急、尿失禁。男性老年人伴有前列腺肥大，还会出现排尿淋漓不断，或者排尿困难，甚至尿潴留。尿潴留是泌尿道感染的重要因素。女性老年人因为尿道短而括约肌收缩不良，容易发生尿失禁和尿路感染。

七、形体变化大

1. 外貌的变化

老年人外貌变化通常表现为毛发变白、脱发、皮肤松弛、眼睑下垂、耳及颚部皮肤下垂、眼窝脂肪消失、眼球凹陷等。

2. 身高与体重的变化

在衰老过程中，身高的缩减与体重的下降是一种普遍现象。这主要是由于老年人脊柱弯曲度增加、弯腰驼背、躯干变短、下肢弯曲等因素造成的。

3. 皮肤、毛发的变化

由于皮下脂肪的减少，老年人皮肤弹性减退，皮肤皱纹增加，皮肤干燥、缺乏光泽；同时，还会出现老年性色素斑，部分老年人还会有老年性白斑。老年人的头发一般比较稀疏，表现为花白或苍白。

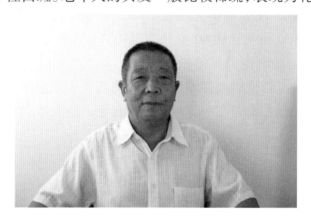

老年人外貌

八、人体整体的衰老表现

1. 衰老的时间

人的衰老是从性成熟以后开始的。例如，女性脸部皮肤从 19 岁就开始衰老，男性脸部皮肤从 35 岁开始衰老；男性的头发从 30 岁后开始变白，女性则从 35 岁左右开始；肌肉从 30 岁开始衰老；骨骼从 35 岁开始衰老；牙齿从 40 岁开始衰老；肺活量从 20 岁开始缓慢下降，到了 40 岁，稍一走快，有些人就出现了气喘的状态；大脑细胞从 20 岁起开始逐年减少，到了 40 岁，脑细胞每天加速递减，从而影响大脑功能；心脏从 40 岁开始衰老，45 岁以上的男性和 55 岁以上的女性患心脏病的概率增大；眼睛从 40 岁开始衰老，出现老花眼、白内障等；肾脏从 50 岁开始衰老，出现夜尿增多；前列腺从 50 岁开始衰老，引发男性前列腺增生一系列问题；听力从 55 岁开始衰老，60 岁以上的人有半数会因为老化而导致听力下降；肠道从 55 岁开始老化，使人体消化功能下降，肠道疾病增多，发生便秘的概率增大；味觉和嗅觉从 60 岁开始退化，令人食之无味；膀胱从 65 岁开始衰老，逐渐丧失对排尿的控制，会忽然间收缩，出现尿急，但是排尿很少，膀胱肌肉伸缩性下降，使得其中尿液不能彻底排空，容易发生尿路感染；肝脏从 70 岁开始衰老，是人体内唯一能挑战衰老进程的器官。

尽管人的衰老大约从 20 岁开始，但是，直到 40～59 岁，人衰老的特征还不会明显表现出来，到 60 岁以后，衰老特征就会明显表现。可以说衰老是随着时间流逝而表现出来的生命过程。

整体水平的衰老变化可通过外表一目了然，如头发变白脱落；额头、眼角出现皱纹；上眼睑下垂，下眼睑水肿，眼裂变小；听力减弱，视力下降，嗅觉不敏感，味觉降低；皮肤松弛，出现老年斑；

脊柱弯曲，身高缩短，出现驼背；肌肉无力，出现步履蹒跚，行动迟缓，反应迟钝，逐渐达到老态龙钟的地步。

2. 衰老的特点

（1）普遍性

人在大致相同的时间内都能发现衰老的现象。

（2）渐进性

人的衰老不是突然发生的，而是持续渐进的演变过程。

（3）内在性

衰老是人固有的特性，受环境的影响，但不是由环境造成的。

（4）不可逆性

已经表现出来的衰老变化，是不会消失和恢复的。

（5）危害性

不断地衰老，使组织器官功能逐渐下降，直到消失，人的机体越来越容易发生疾病，最终死亡。

第二节　为人子女，我们要知道

一、照护要依老年人的情况而定

每位老年人的身体、心理以及其所处的社会环境都是不同的，需要照顾的程度也不同。自理可使老年人改善生活质量，生活得更加充实、有信心。同时，对多种疾病和机体多种功能退化的预防也是非常重要的。但有相当多的老年人因机体的老化、疾病的困扰造成自我照顾能力下降，有的甚至完全不能自理。在老年人能自理的生活部分，照护人员就不要完全代替老年人的活动，如为老年人洗衣服、买菜等；对于完全不能自理的老年人，应提供全方位的服务，如对长期卧床、意识障碍的老年人定时翻身、喂食、洗漱等，使老年人在卧床期间能生活舒适，避免并发症的发生。

二、满足老年人的生理需要

老年人身体各系统的功能减弱，出现衰老现象，致使身体软弱无力，甚至由于疾病而致残，使他们在自我照顾活动中发生困难。如有的老年人长期卧床，有的由于各种原因导致大小便失禁，还有的老年人因视力、听力发生障碍，与外界沟通困难。照护人员要充分认识和理解老年人所面临的日常生活上的困境，经常想一想"我老了也会这样需要人帮助"，使自己在照护中遇到困难、深感疲惫时，不烦躁，不退缩。

三、对安全的需要程度增加

由于老年人大脑反应迟钝，控制身体姿势的能力降低，肢体的协调功能下降，跌倒、坠床的发生率增加。跌倒常使老年人骨折卧床而发生感染、褥疮等并发症；患有脑梗死的老年人在进食过程中，因吞咽功能不全易发生呛咳、噎食或误吸、误食而导致吸入性肺炎，严重者还可导致生命危险。照护人员需要了解老年人身体的特点，在饮食照护中应注意食物的调配、进食的姿势、进食的速度，以防发生误吸、噎食等情况。雨雪天、雾天、大风天或炎热天气都不适宜老年人外出。室内外环境，包括厕所、浴室、楼梯等设备，都要考虑老年人的安全，以防意外伤害的发生。

四、容易发生感染

老年人机体抵抗力低下，感染性疾病的发生概率明显高于年轻人，尤其是呼吸系统与泌尿系统的感染性疾病。照护人员要重视感染性疾病的预防，如注意老年人的保暖、生活环境和老年人身体各部位的清洁卫生及饮食卫生等。同时，照护人员在照护老年人时，要认真洗净双手，并做好个人的防护，鼓励能自理的老年人积极锻炼身体，以增强抗病的能力，定时开窗通风，保持室内空气新鲜，预防疾病。

五、患病不易发现

老年人机体反应力低下，患病后常没有典型的临床表现，使得老年人患病后不容易被及时发现，不能得到及时治疗而延误病情。因此，照护人员要熟悉老年人的饮食、睡眠、精神及日常生活习惯等，随时观察老年人有无身体不适，即使最普通的异常表现，也要引起重视，如食量减少或总爱睡觉等，都要及时与医生联系，以便得到及时诊治。

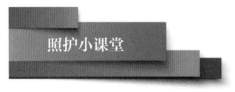

照护小课堂

——观察老年人身体状况

1. 营养

营养状态通常作为评估健康状况和疾病程度的标准之一，它与食物的摄入、消化、吸收和代谢等因素有关，通常根据皮肤、皮下脂肪、毛发及肌肉发育情况等综合判断，通常用良好、不良、中等三个等级来描述营养状态。

良好：皮肤黏膜红润、皮肤有光泽、弹性良好、皮下脂肪丰满、肌肉结实、指甲毛发润泽、肋间隙和锁骨上窝平坦、肩胛部和髂骨部肌肉丰满。

不良：皮肤黏膜干燥、弹性降低、皮下脂肪菲薄、肌肉松弛、指甲粗糙、毛发无光泽、肋间隙和锁骨上窝凹陷、肩胛部和髂骨部棱角突出。

中等：介于两者之间。

2. 面容

正常人面容表情自然，神态安怡，当受疾病困扰或疾病发展到一定程度时，可出现某些特征性面部表情，如急性面容、慢性面容、贫血面容、甲亢面容、水肿面容、面具面容、病危面容等。

急性面容：面色潮红，兴奋不安，鼻翼扇动，口唇疱疹，表情痛苦。

慢性面容：面容憔悴，面色灰暗，目光黯淡。

贫血面容：面容枯槁，口唇色淡，耳垂、甲床苍白，神情疲惫，少气懒语。

甲亢面容：面肌消瘦，眼球突出，目光惊恐，兴奋不安，烦躁易怒，易出汗。

水肿面容：面色苍白或枯黄，颜面浮肿，目光呆滞，反应迟钝，多见于心衰、肝肾功能不全、低蛋白血症等病人。

面具面容：表情呆板似面具，多见于帕金森病老年人。

病危面容：面容枯槁，面色苍白或铅灰，表情淡漠，目光失神，眼眶凹陷，鼻尖高耸，四肢厥冷，多见于濒死状态。

3. 视力

正常情况下，老年人视力要比年轻时差。随着年龄的增长，视力都有不同程度下降，主要病因依次为白内障、沙眼、角膜病、青光眼、屈光不正等。

4. 听力

随着年龄增长，老年人会出现双耳对称、缓慢、进行性的听力减退，甚至出现老年性耳聋。

5. 语言

语言是思维和意识的表达形式，由语言中枢支配，当大脑受损时可致发音不清或失语。

6. 体位

体位指人在休息时身体所采取的姿势。自主体位指身体活动自如；被动体位指不能自己调整或变换体位，常见于极度衰弱或意识丧失的病人；强迫体位指病人为了减轻疾病痛苦，被迫采取的体位，如强迫仰卧位、强迫侧卧位、强迫俯卧位、强迫坐位、强迫蹲位、强迫立位、强迫变换位等。

7. 姿势

姿势指人的举止状态。当患某种疾病时，可使姿态发生改变，并表现出一定的特征，如情绪低沉可出现垂肩、弯背，腹痛病人可出现捧腹或躯干弯曲等。

8. 步态

步态指人行走时的姿态。青年人矫健快速，老年人小步慢行，都属正常。当患某些疾病时，可出现异常步态，如蹒跚步态、醉酒步态、慌张步态、跨域步态、共济失调步态等。

蹒跚步态：行走左右摇摆，多见于佝偻病、大骨节病、进行性肌营养不良、先天性双侧髋关节脱位等。

醉酒步态：行走躯干中心不稳，步伐紊乱如醉酒状，多见于小脑病变。

慌张步态：行走时起步急，小步急速前行，身体前倾，有难以止步之势，多见于帕金森病患者。

跨域步态：行走时必须抬高下肢才能起步，多见于腓总神经麻痹、下肢畸形、膝关节损害等。

共济失调步态：行走时，脚步抬高，骤然落下，双目下视，两脚间距宽，以防身体倾斜，闭目时身体不能保持平衡，多见于小脑或脊髓病变。

9. 皮肤

皮肤本身的疾病很多，许多疾病在病程中也可伴随着多种皮肤病变和反应。皮肤的病变和反应有的是局部的，有的是全身的。观察要点主要是颜色、湿度、弹性、脱屑、抓痕、皮疹、水肿、出血点、紫癜、瘢痕、溃疡、压疮、蜘蛛痣与肝掌等。

10. 四肢

四肢运动由神经系统支配，神经系统发生损害将影响四肢运动，如脑梗死、脑出血、脑肿瘤会导致一侧肢体偏瘫，脊髓病变会引起截瘫，帕金森病会出现手指震颤和关节强直。

11. 体味

呼吸、口腔或身体散发的某些特殊气味可提示老年人可能患有某种疾病，如酒精中毒者有酒味、糖尿病酮症酸中毒者有烂苹果味、尿毒症病人呼吸有尿味等。

六、老年人的心理特点

1. 情绪改变

情绪改变表现为情感不稳定，常有莫名其妙的焦虑；看不惯年轻人的言行，对喧闹感到烦躁；有时候对刺激趋向冷漠，对喜怒哀乐反应强度降低；有时候对刺激反应强烈，情绪难以抑制，变得敏感多疑，对似是而非的事往往很认真，常把听错、看错的事当作对他的伤害而感到伤心不已；常回忆已故亲友，联想自己悲悲戚戚；还会因为体弱多病、居住条件差、医疗条件差、经济拮据、家庭矛盾多、子女不关心、缺乏亲友照顾而变得自卑、暴躁、易怒、忧郁、不安、孤僻、古怪，甚至不近人情。

2. 意志衰退

意志衰退表现为丧失探索精神、做事犹豫不决、缺乏毅力和韧性；对下决心要做的事情拖拖拉拉，迟迟不行动，进而放弃；害怕困难，喜欢凭经验办事；遇到挫折容易悲观失望和丧失勇气。

3. 人格改变

人格由本我、自我和超我组成。本我是人格最原始的部分，是无意识的，是与生俱来的本能的冲动，主要是人性的生物本能和攻击破坏欲望的本能。自我是人格的执行部门，通过自我调节，既可以满足本能的冲动，又要考虑外界的现实环境，以保护个体的安全。而超我却是人格的指挥中心和监督自我的监管者，是最文明的人格部分。超我是在长期接受教育的过程中所形成的学识、教养、良心、道德和社会行为规范不断塑造个体的行为。

人格的三部分平衡协调使个体形成稳定的人格品质，一旦平衡失调，就会导致心理变态，又叫心理障碍。老年人因为衰老造成神经系统和器官的功能下降，导致本我、自我、超我三者关系失去平衡，引起人格发生改变。

神经系统功能衰老的特点是后形成的能力先消失。最文明的人格部分——"超我"就是在人的成长过程中后形成的。衰老让"超我"的作用减退乃至逐渐消失，使原始的"本我"表现突出，让老年人随着年龄增长而发生不同程度的适应性渐差，甚至出现无视道德标准和社会行为规范而随心所欲的人格变化。

4. 社会适应改变

马斯洛的需求学说提出人有五种需求。其中，自我实现的需求只有在社会活动中才能体验。老年人在过去的长期工作生活中形成了自己的信念，用以指导自己的行为。他们多数经验丰富、阅历广泛，所形成的信念持久稳定，不容易改变。衰老后，他们退出了社会发展的主阵地，成为社会的被赡养群体。这种改变影响了他们的需求，使他们觉得过去努力了一辈子，如今老了，没有用了，要求自我实现的理想破灭了，要求自尊与被尊重的愿望淡漠了，产生了失落、悲观的情绪，容易激动。他们常常不赞成别人的意见和看法，顽固地坚持着自己的观点和习惯，表现得固执己见、刚愎自用，使自己一步一步地越来越不适应社会，甚至对社会产生对抗心理。

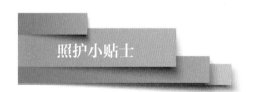

照护小贴士

要善于从老年人流露的精神状态中发现问题，捕捉精神异常的信号，当发现老年人出现下列情况时要充分重视，细心地对老年人进行照护。

1. 遗忘明显：记忆力明显下降。

2. 表情呆滞：表情呆滞淡漠，反应迟钝，动作缓慢。

3. 行为怪异：行为、语言、生活习惯等明显改变，出现一些怪异的现象。

4. 异常懒惰：不愿意料理生活，如不愿意更换衣服、打扫卫生、与人交谈等。

5. 无端怀疑：无中生有地指责或认为邻居、家人对自己构成了威胁，导致人际关系紧张。

七、老年人常见压力的处理方法

1．老年人惧怕衰老

（1）惧怕衰老的表现

随着年龄的增长，老年人不仅器官功能下降，体态容貌也发生了改变，如白发、脱发、肥胖、视物不清、听力下降、反应迟钝、全身无力、腿脚不灵等。面对衰老，对照以前风华正茂的老照片，回忆一去不复返的年轻时代，对衰老的客观事实既惧怕又无奈，由此而生出"日落西山"的凄凉之感，极易导致抑郁。这种抑郁一般比较顽固，很容易让老年人丧失生活的兴趣，自卑自责，自怨自艾，情绪激动，令人感到疲惫。严重者可能有自杀的倾向和行为。

（2）处理方法

为了缓解老年人对衰老的恐惧，照护人员在对老年人进行评估时，要多了解老年人的阅历，从中发现老年人有意义的人生，以尊重和欣赏的态度肯定老年人过去的辉煌，多讲老年人的成绩，告诉老年人："我很羡慕您，我希望到老了也能像您一样，那么帅、那么漂亮、那么干净、那么有朝气。"表扬和赞赏可以驱散阴霾，带给老年人自信和勇气。

2. 老年人惧怕疾病

（1）惧怕疾病的表现

老年人由于各组织器官发生退行性病变，免不了发生阵发性的头晕目眩、肩背沉重、食欲不振、腰酸腿痛、体力不支、活动时胸闷心慌、夜间睡眠不良、便溏或大便干结等症状，真正到医院去检查时心电图和各种化验结果还算正常。这些问题对心理正常的老年人来讲，只要认识到这是衰老的表现，听从医生建议适当吃药对症处理就好，可是对某些老年人来讲，这些症状就是极大的威胁，总以为自己患了不治之症，天天跑医院，天天做检查，求医换药不断，大有不查出点问题誓不罢休的阵势。这种对疾病的恐惧，使老年人对衰退的机能极度敏感，对一般人感觉不到的体内变化或体验不到的痛苦也会有所感觉，例如，对心脏的跳动、对胃肠道的蠕动等方面的变化也能感觉到。这些过度的敏感，常使老年人焦虑、惶惶不可终日。由于精神长期处于紧张状态，久而久之，也会导致身体生病。

（2）处理方法

尽管很多慢性病都会给老年人带来折磨，但是多数老年人最惧怕的还是"癌症"。而大多数癌症的症状特点是持续性、进行性加重，逐渐伴有无力、不思饮食、贫血、皮肤干燥、消瘦等表现。如果有这样的症状，照护人员一定要提醒老年人尽快进行诊断治疗。而面对仅仅是多疑、害怕压力的老年人，照护人员除了以自己的知识解除老年人顾虑外，还可以利用转移法，根据老年人的兴趣，把注意力由单纯地过度关注自己的身体，转移到其他事物上来，例如，启发老年人在自己能力范围内去做一些其他事情，或者去为他人服务，在为他人服务的过程中享受自己的价值，以此排解压力。

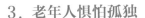

3．老年人惧怕孤独

（1）惧怕孤独的表现

老年人没有退休前，天天忙于工作，与社会接触较多，人际关系较广，工作中的成绩也带来极大的成就感。而退休后老年人逐渐地疏远了社会，形成了孤独的生活习惯和行为模式，并默默地承受孤独带来的痛苦。这是老年人最常见的一种心理问题，其主要表现是自我评价过低、生存意识消极、经常对他人产生不满及抱怨。长此以往，有此情况的老年人就会加强对自我行为的约束、强化自我内心的封闭，这类老年人既希望别人关心照顾，又害怕由于过分期望而出现过大的心理落差和失望，于是常常拒绝与他人交往，变得行为、性情孤僻，与周围人的距离越来越远。

（2）处理方法

为了使老年人摆脱孤独，照护人员除了生活上给予照顾以外，应尽量抽出时间多陪陪老年人，了解他们最需要什么，让他们听听音乐、看看电视，有条件时可以鼓励老年人多出去活动，让老年人在活动中扩大人际交往，增添生活乐趣。还可以在与其他人交往中帮助他人，从中赢得别人的尊重和友谊。帮助别人，能够使自己的心情变得开朗，既可消除孤独与寂寞，又可从心理上获得生活价值感的满足。

4．老年人惧怕死亡

（1）惧怕死亡的表现

受身体逐渐衰老的影响，有些老年人盼望长寿的愿望会越来越强烈。他们爱听别人关于自己身体健康的恭维话，惧怕谈论死亡，不敢探视病人，听说老同事去世备受刺激，使自己本来就比较脆弱的心理更加脆弱。他们情绪悲观，怕经过墓地，怕听到哀乐，甚至害怕夜晚，害怕睡觉，感觉所剩时间越来越少，生怕一旦躺在床上再也醒不过来，时刻要求有人在身旁陪伴。

（2）处理方法

死亡是蕴含在生命之内的，宇宙间的有生之物无不如此。但凡有生命者，都会经历出生、成长、衰老，最后死亡的过程。人是一种生物，必然逃脱不掉死亡的命运，无论是接受还是不接受，死亡都会在某个时刻来临。每个人都无法逃脱死亡，大多数人对死亡都充满了恐惧之情。不仅老年人如此，每个人都是如此。面对惧怕死亡的老年人，照护人员自身首先要有正确的死亡观。以平静的心态正视死亡，多站在老年人的角度思考，多关心老年人，多讲老年人气色好、身体很健康的恭维话；多说老年人的老同事曾经患有疾病，但如今依然健在且身体恢复得不错的例子；多与老年人做一些娱乐活动，分散老年人注意力，排解老年人的恐惧心理。

第三节　照护父母要仔细

一、老年人的身体照护

1．睡眠照护

良好的睡眠能增强老年人抵抗力，达到预防疾病、延年益寿的效果。而睡眠障碍会导致老年人身心疲惫，影响健康。

（1）正常睡眠照护

1）睡眠环境。噪声和强光会干扰入睡，要为老年人创造一个安静的睡眠环境。

2）睡眠姿势。帮助老年人采取舒适的睡眠体位，以促进睡眠质量。

3）睡眠时间。老年人每天睡眠时间一般为 6 ~ 7 小时为宜。

4）注意事项。忌睡前进食，忌睡前饮浓茶或咖啡，忌睡前讲话，忌当风而睡。

（2）睡眠障碍照护

1）心理疏导。发现老年人入睡困难、焦躁不安、觉醒次数增加、睡眠不安定、深睡时间减少时，要关心、安慰老年人，给予心理疏导，使老年人缓解紧张情绪，安然入睡。

2）治疗照护。严格遵守医生和护士指导，及时给予药物治疗。

2．清洁照护

老年人保持身体清洁，不但有维护皮肤功能、维持正常体温、调节感觉功能、预防皮肤病和压疮的积极作用，还能起到愉悦情绪的效果。

（1）每日照护

做到早晚洗脸刷牙，饭前洗手，饭后漱口，睡前清洗会阴和双足。

（2）每周照护

在身体状况允许下，做到每周洗头、洗澡 1 ~ 2 次。

（3）洗澡注意事项

1）注意评估。老年人洗澡时，皮肤血管扩张，引起血压发生很大变化；由于散热，又很容易发生体温下降。因此在洗澡前一定要注意评估，如老年人有血液循环系统、呼吸系统等疾病，要慎重对待。

2）注意温度。调节浴室的室温与水温，一般室温在 22 ~ 26℃、水温在 40 ~ 45℃为宜，调节水温在防止着凉与烫伤方面起着十分重要的作用。

3）防止跌倒。洗澡间要采取防滑措施，防止老年人跌倒。

4）注意力度。老年人皮肤层变薄，表皮和真皮层的嵌合度降低，因此为老年人洗澡时，要注意擦拭力度。用力不当易引起皮肤擦伤或发生水泡。

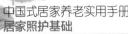

5）注意特别部位。老年人不易擦洗干净的部位是腋下、女性乳房下、会阴部、膝关节后侧，洗澡时要特别注意清洁这些部位，这些部位不洁净易发生真菌感染。

6）缩短时间。为老年人洗澡时要尽量缩短时间，采用中性肥皂（婴儿皂也可），因为老年人皮脂腺萎缩，在热水中长时间浸泡会导致皮肤更干燥，很容易发生瘙痒。

3．衣着照护

衣着与健康的关系越来越受到照护人员的关注。根据老年人皮肤特点，为老年人选择衣服时，除了美观和舒适，更要考虑安全与实用。

（1）帽子

人的头部是大脑神经中枢的所在地。头部的皮肤虽然薄，但血管丰富。体内热量常从头部大量蒸发。有关资料证明，气温在15℃左右时，人体约1／3的热量从头部散发；气温在4℃左右时，人体约1／2的热量从头部散发；而气温在零下10℃左右时，就会有3／4的人体热量从头部散发。人到老年，机体代谢率降低，产热减少，在寒冷的冬季让老年人戴一顶帽子，有利于保暖。

（2）衣服

1）款式。老年人体力衰退、关节不灵活，选择衣服要考虑选择简单、宽大、轻软、合体、穿脱方便、便于变换体位的款式。宜穿对襟服装，不宜穿套头衣服，不宜穿纽扣多的衣服。

2）色彩。老年人衣着色彩要注意选择柔和、不褪色、容易观察到是否弄脏的色调。可以根据季节更换颜色，例如，夏季不要穿深色的衣服，冬季可以用深色与稍微鲜艳的色彩搭配。尽量通过色彩的搭配，使老年人心情愉悦，富有活力。

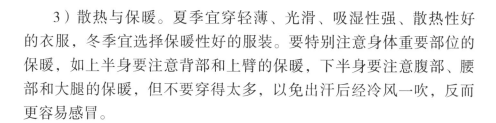

　　3）散热与保暖。夏季宜穿轻薄、光滑、吸湿性强、散热性好的衣服，冬季宜选择保暖性好的服装。要特别注意身体重要部位的保暖，如上半身要注意背部和上臂的保暖，下半身要注意腹部、腰部和大腿的保暖，但不要穿得太多，以免出汗后经冷风一吹，反而更容易感冒。

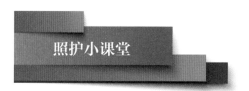

照护小课堂

——老年人衣服面料的选择

1. 纯棉织品

　　老年人的衣服最好用纯棉织品，纯棉织品具有良好的透气性和吸湿性，对老年人健康有利。

2. 化纤织品

　　化纤织品的原料是从煤、石油、天然气等高分子化合物或含氮化合物中提取出来的，其中有些品种很可能成为过敏源，一旦接触皮肤，很容易引起皮肤瘙痒和过敏性皮炎。化纤织品还带有静电，容易吸附空气中的灰尘，引起支气管哮喘。

3. 毛织品

　　毛织品穿起来轻松、柔软、舒适，然而对皮肤也有一定的刺激性，如果用来当贴身衣服穿着，也有可能引起皮肤瘙痒、疼痛、红肿或水泡。可以用来当外衣穿着。

（3）鞋袜

双脚是血管分布的末梢，脚的皮下脂肪比较薄，大部分为致密纤维组织，保温作用较差。老年人末梢血管循环较常人更差，也更容易发生脚冷。双脚受凉会反射性引起鼻黏膜血管收缩，引起感冒，有的老年人还会出现胃痛、腹泻、心律失常、腿脚麻木等症状。因此，在冬季，老年人最好穿保温、透气、防滑的棉鞋；在其他季节，老年人宜穿轻便布鞋。老年妇女不要穿高跟鞋，以防脚崴伤。

老年人最好穿宽松口的棉线袜子，以防袜口过紧，影响老年人足部血液循环。

4．运动照护

运动能使老年人身体舒适、心情愉快、精神松弛，有利于疾病的康复。根据老年人的特点，可以进行以下运动。

（1）自理老年人的运动照护

1）起床运动的照护。老年人早晨醒来，不要急于起床，最好在床上静卧几分钟后再进行床上运动，如伸展四肢、活动手指、揉搓面部等，之后穿好衣服在床边静坐几分钟后，再站立行走。这些运动使老年人的身体有一个相对过渡的阶段，逐渐适应从睡眠到觉醒的生理变化，不至于因为突然起床发生头晕等症状，也可以使呼吸、心跳的频率逐步改变，避免突然运动引起心脏病复发。

2）晨间梳洗运动照护。老年人起床后一般先去卫生间刷牙、漱口、洗脸、梳头，这些活动对老年人十分有益。刷牙过程活动了上肢，保持关节灵活性；漱口刺激咳嗽，把呼吸道的痰液排出，对肺起到净化作用；洗脸时顺手按摩面部，增加面部的血液循环，让老年人精神焕发；用木梳梳头，增加了头皮的血液循环，改善了头皮营养，防止脱发，同时也锻炼了上肢的抬举动作，对预防和治疗肩周炎有利。

3）户外运动照护。被尊为"现代医学之父"的古希腊名医希波克拉底，早在 2 500 年前就指出"阳光、空气、水和运动，这是生命和健康的源泉"。户外运动是增强老年人体质、延缓衰老不可缺少的因素。老年人梳洗完毕，可以到户外进行散步、慢跑、做操、打太极拳等运动。

老年人心血管功能降低，体温调节能力差，在空腹或饱腹状态下不宜运动，太阳未升起时不宜运动，气温过低时不宜运动，雨雾天不宜运动。细小的雾气含有大量污染物质和致病菌，吸入这些污染物会产生呼吸困难、胸闷、心悸等不良后果。

老年人的运动要持之以恒，循序渐进，不可过量，过量运动有损健康。

4）晚间洗漱运动照护。老年人晚间洗漱，除重复早晨卫生间的运动以外，在条件允许的情况下，可以帮助老年人洗盆浴。洗浴能使全身的血管扩张，肌肉松弛，头部血液供应减少，有利于入睡。也可以用温热水泡脚 15 ~ 20 分钟。泡脚最好用桶，老年人的脚泡在里面，让水至小腿或膝盖，能使下肢血管扩张、肌肉放松、周身血液循环加速，达到解除疲劳、促进睡眠的效果。

（2）不能自理老年人的运动照护

中风等原因可导致老年人发生瘫痪，生活不能自理，活动受限。据统计，不能活动的中风老年人 5 年内的死亡率为 54.7%，而能活动的中风老年人死亡率仅有 2.1%。

1）偏瘫老年人的运动照护。面对偏瘫老年人，照护人员要劝说老年人树立信心，加强健侧肢体的床上运动，同时尽量带动患侧肢体运动，以延缓肌肉萎缩和神经萎缩；等到患侧肢体能够主动活动时，再帮助老年人进行坐位运动；待老年人能够坐稳时，在加强保护的条件下，方可搀扶老年人进行站立练习和行走练习。

2）全瘫老年人的运动照护。照护全瘫老年人时要注意勤翻身，一般间隔2小时为宜，以预防压疮发生。要注意帮助老年人活动关节和肌肉。进行被动运动是防止关节僵硬、肌肉萎缩、促进康复的良好措施。面对脑血管疾病致残的挑战和威胁，照护人员要和老年人站在一起，全力提高老年人生存质量，拯救老年人生命。

二、老年人的心理照护

随着社会的进步，老年人的心理健康问题越来越受到照护人员的关注。为了提高老年人的生活质量，使老年人在身心愉悦的状态下度过晚年生活，老年人的心理照护已成为老年照护工作的重要任务之一。

1. 老年人的心理问题

（1）失落

由于社会角色的转变，老年人容易产生无价值感和不被重视的失落心理，常常表现出两种情绪：一种是沉默寡言，表情淡漠，情绪低落，凡事无动于衷；一种是急躁易怒，牢骚满腹，对周围事物看不惯。

（2）孤独

由于社会及家庭地位的改变、疾病导致的行动不便、社会活动减少、人际交往范围缩小，老年人容易产生空虚寂寞、孤独绝望的心理，表现出烦躁无聊、自卑、不愿意出门、怕见熟人、整天待在家里与世隔绝等症状。

（3）抑郁

有的老年人在职时前呼后拥，人来人往，一旦离职，门可罗雀，产生孤单寂寞的感觉；有的老年人从退休前有明确工作时间、明确工作任务、较多人际交往的社会环境中，突然退到狭小的家庭圈子里不适应，觉得生活单调；还有的老年人因为失去配偶或家庭不和，产生焦虑。以上原因都会让老年人产生抑郁情绪。

（4）恐惧

有些老年人因为体力较差，生活能力降低，需要他人帮助，但又怕增加儿女负担，害怕家人嫌弃；有些久病卧床的老年人对疾病痊愈缺乏信心，认为自己成了家人的麻烦和累赘，产生厌世的心理；还有些老年人总是怀疑自己有病，思想上疑虑重重，对死亡充满了恐惧。

（5）健忘

随着年龄逐渐增大，身体日趋衰老，老年人的智力水平也会随之下降，表现为远期记忆增强、近期记忆减退。对自己的过去，唠叨不休；对眼前发生的事情转身就忘；离家忘记关门；手里拿着东西，还东找西找；刚刚吃过饭说没吃，刚刚喝了水说没喝；才把朋友送出门，就忘记了谁来看过他等。这些情况都是老年人十分常见的健忘现象。

2．心理问题对健康的影响

（1）健康的定义

世界卫生组织对健康的定义是："健康不只是没有疾病，而是包括三个方面，即身体健康、心理健康和社会功能良好。"这三方面都具备，才是全面的健康，三者互相促进、互相影响。心理健康促进身体健康，身体健康促进心理健康，只有心理和身体都健康的人才能健康长寿。

（2）老年人与心理问题有关的常见疾病

1）头痛。根据研究，有99%的头痛病人患的是"神经性头痛"。有些老年人敏感多疑，固执己见，不愿与人交往，而且胆小怕事，谨小慎微，爱钻牛角尖，遇到不称心如意的事想不开，眉头紧缩，造成额部、头部和颈部的肌肉收缩，时间长了就产生了"紧张性头痛"。

2）高血压。血压的形成需要三个因素：心脏的收缩力、血管的弹性和血液的容量。人在紧张、忧虑、恐惧、愤怒的情绪下会使心肌收缩力加强，血管痉挛，血管腔变窄，导致血压增高，久而久之会引起人体神经内分泌系统对血压的调节机制发生改变，形成高血压病。

3）冠心病。心脏是循环系统的动力中心，它的血液供应依靠冠状动脉，如果长期性情急躁，容易激动，好与人争，不易满足，可能引起神经内分泌的改变，引起脂肪代谢紊乱，造成血液中胆固醇增高。一些脂类物质沉积于冠状动脉管壁，发生冠状动脉粥样硬化，引起冠状动脉缺血，导致冠心病，引起心绞痛甚至心肌梗死。

4）胃、十二指肠溃疡。情绪对消化系统的影响最明显。只要心情不好，首先影响食欲，再好的饭吃到嘴里也味同嚼蜡，引起腹部不适。所谓"愁得茶饭不思""急得五脏俱焚""悲伤得肝肠寸断"，都说明了胃肠是最能表达情绪的地方。不良的情绪会影响胃液的正常分泌和胃的正常运动，使胃酸分泌过多，发生胃、十二指肠溃疡，出现返酸、嗳气、上腹部饥饿性疼痛等症状。

5）溃疡性结肠炎。结肠的主要功能是吸收水分，长期紧张、焦虑、愤怒、恐惧可使神经内分泌系统失调刺激肠蠕动，使结肠持续性收缩，造成肠腔变窄，肠黏膜分泌增多，肠黏膜血管变脆，导致结肠下端和直肠的黏膜发生溃疡、化脓、出血，形成溃疡性结肠炎，表现为腹痛、大量脓血便。

6）癌症。统计表明，3 / 5的病人在患癌症前都受过情绪上的打击，有专家认为"情绪可能是癌细胞的促活剂"。调查显示，癌症患者往往是两种极端性格的人。要么性格急躁，缺乏修养，争强好胜，咄咄逼人；要么性格郁闷，感情矛盾，沉默寡言，孤僻离群。长期的负面情绪会使人的免疫力降低，诱发癌症。

7）老年痴呆。目前，老年痴呆发病原因不明，但是，中医以为"喜伤心，怒伤肝，思伤脾，悲、忧伤肺，惊、恐伤肾"，说明了心理活动和躯体的生理活动密切相关。突然强烈或长期的情志刺激，超过人体调节的适应范围，使人体功能失调，造成大脑组织功能损害，是诱发老年痴呆的一个因素。

第二章
保护好我们的父母

第一节 注意安全

一、预防跌倒

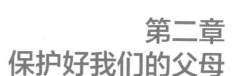

照护小贴士

跌倒的常见原因

1. 大脑反应迟缓，对险情不能及时发现，发现后在回转动作的复杂过程中失去平衡，容易跌倒。

2. 老年人关节活动不灵活，腿移动太慢，脚不能抬高，则易发生跌倒。

3. 老年人因心脑血管疾病导致肢体活动不灵活，稍有不慎易发生跌倒。或者在突然站起时，发生直立性低血压引起头晕，也是容易跌倒的因素。

4. 老年人长期服用安眠药或镇静药，易使老年人站立或行走时步态不稳，容易跌倒。

5.居室、浴室、卫生间的布局和配备不合理，或老年人对环境不适应，也是造成老年人跌倒的危险因素。

1. 衣服合适

老年人穿的衣、裤、鞋不宜过大。老年人的裤腿不能太长，太长会影响行走；老年人尽量不要穿拖鞋，应穿合脚的布鞋或者鞋底带有花纹的防滑鞋；老年人穿脱鞋子、袜子和裤子应坐着进行。

2. 环境适宜

老年人的住所应尽量减少台阶、门槛；家具陈设实用简单，尽量靠墙放，不轻易改变位置；老年人经常活动的地方应保持明亮，不堆放杂物；老年人的日常用品放在随手能拿到的地方；老年人经过的地面保持干燥；老年人用的卫生间应装坐便器和扶手；用淋浴洗澡时，要让老年人坐在防滑落的椅子上进行；用澡盆洗澡时，澡盆不宜过高，盆口离地不应超过50厘米，盆底要放置胶垫；平时注意帮助老年人熟悉环境，加深对环境方位、布局和设施的记忆。

3. 行走训练

老年人在行动训练前要先坐稳，再站稳，然后再起步行走。

对于许多老年人，尤其是行动不便的老年人来说，拐杖是离不开的好帮手。人进入老年期，往往首先表现出来的是上下楼梯时容易腿软，慢慢地会感到腿脚发僵，不再像年轻时那样灵活了，怕走湿地，怕上下楼梯，尤其畏惧冬天的冰雪地，这些都是老年骨性关节炎的表现，关节退化了，骨质增生了。所以对老年人来讲，挂一根拐杖，就像多了一条腿，走路就会稳当许多。

现在人们很少自制拐杖了，多到专门的商店去购买，购买拐杖时，应如何选择最适合的拐杖呢？照护人员要注意以下几点原则：

（1）拐杖底端一定要有橡胶，因为橡胶和地面的摩擦力较大，

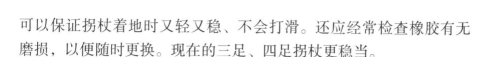

可以保证拐杖着地时又轻又稳、不会打滑。还应经常检查橡胶有无磨损，以便随时更换。现在的三足、四足拐杖更稳当。

（2）拐杖的把手握起来要舒服，要保证老年人随时能用上力。患有关节炎或中风的老年人，更要在医生的指导下制作专用的把手。

（3）拐杖的长短要合适，一般以当老年人站直、拐杖与腿平行时，胳膊最好与拐杖成30度角为宜。拐杖过长，使用起来会成为负担。

（4）选择结实、耐用、不易变形的木质拐杖，尽量不要用金属拐杖。拐杖扶手的长度要超过手掌的宽度，这样当老年人握起来时，手腕会比较放松。

（5）拐杖的重量不宜太重，表面不要太光滑，握在手中应具有舒适、安全的感觉。

4. 陪伴活动

关节不灵，反应迟钝，有直立性低血压，或服用安眠、镇静类药物，进行降压治疗的老年人，夜间尽量不要去厕所。如果夜尿较频，照护人员应提前将排便所需物品放在老年人床边，方便老年人就近使用。必须下床或上厕所的老年人，一定要有人陪伴。小碎步态老年人行走时，必须要有人搀扶或提供助行器。

二、预防坠床

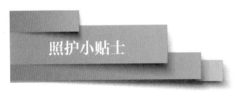

坠床的常见原因

1. 意识障碍的老年人，因为躁动不安，在自主或不自主的活动中坠床。

2. 在照护过程中，因翻身不当造成老年人坠床。

1. 加强防范

对意识障碍老年人加床挡，或者在床旁用椅子挡护；对翻身幅度较大的老年人，必要时在两侧床挡上拴保险带预防坠床。

2. 加强巡视

老年人睡眠时，照护人员也要经常巡视，发现睡眠中的老年人睡在靠近床缘时，要及时挡护，必要时为老年人向床内侧翻身，防止老年人坠床摔伤。

3. 加强协作

对体重较重、身材较高的老年人进行翻身或转移照护时，最好两人协作完成。

三、预防走失

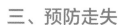

照护小贴士

走失的常见原因

1. 能活动的老年痴呆症患者因为智能和判断力减退而走失。

2. 老年人与家庭成员或照护人员发生矛盾，故意赌气离家出走。

1. 保证老年人的精神愉悦

作为照护人员，不仅要让老年人生活无忧，而且要让老年人精神愉快，平时要多向老年人嘘寒问暖，与他们交流谈心，让老年人感到温暖、亲近和依赖。

2. 为老年人制作一张身份卡

身份卡上面写老年人姓名、住址、联系电话，缝在老年人的外套上。

3. 保留老年人最近照片

万一发现老年人走失，立即组织寻找或报警。

四、预防噎食

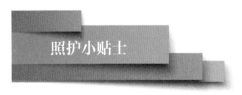

照护小贴士

噎食的常见原因

1. 老龄化引起神经反射活动衰退，咀嚼功能不良，消化功能降低，唾液分泌减少，引起吞咽障碍而噎食。

2. 脑血管病变使老年人的吞咽肌群不协调，造成吞咽动作不协调而噎食。

3. 进餐时情绪激动，引起食管痉挛而噎食。

4. 进食大块食物尤其是肉类或汤圆时，未嚼碎食物就吞咽而噎食。

5. 进餐过快引起噎食。

1. 体位合适

老年人进餐时尽量采取坐位或半卧位，使胃部不受压迫，使食物由食管较快进入胃内。

2. 心情平静

进餐时，提前进行心理疏导，使老年人不忧虑、不急躁，保持心情舒畅，注意力集中。

3. 食物软烂

老年人的食物宜少而精，软而烂。避免进食生、冷、粗、硬的食物。吃稀食易呛的老年人，应把食物加工成糊状进行喂食。

4. 细嚼慢咽

不要催促老年人吃饭，要让老年人细嚼慢咽。肉类、汤圆等食品要分割成小块让老年人慢慢进食，进食时每口食物不宜过多。

5. 适当喝水

为老年人准备水或稀粥，在进餐的过程中，不时地给老年人喂一口，以缓解老年人因唾液分泌不足而发生咀嚼困难或吞咽困难。

五、预防烫伤

照护小贴士

烫伤的常见原因

1. 为老年人用热水袋或热宝取暖时，因长时间放置于一个部位，使局部慢性受热而造成烫伤。

2. 为老年人泡脚时，泡脚水过热导致脚烫伤。

3. 为老年人沐浴时，洗澡水过热造成老年人皮肤烫伤。

4. 老年人拿暖水瓶取水时，因动作不灵活或臂力不足，将热水洒在自己身上造成烫伤。

5. 老年人打翻热水或热饭，造成烫伤。

6. 为老年人拔罐或艾灸时，因操作不当造成烫伤。

7. 老年糖尿病患者由于皮肤老化、变薄、脆性增大、感觉迟钝等原因，容易发生烫伤。

1. 使用热水袋

使用热水袋时，盛水应不多于 3 / 4，要塞好活塞，检查热水袋有无漏洞及破裂，并加上袋套，方可使用，使用过程中多检查几次，看有无破裂漏水。

2. 泡脚

为老年人泡脚，水温维持在 45℃左右 (糖尿病病人水温在 40℃左右) 即可。

3. 沐浴

为老年人沐浴时，要先放冷水，再加热水调节水温。即使有水温加热调节装置，也要让热水先充分流出，测试水温在 45℃左右后再冲洗老年人身体。

4. 放置热水瓶

对动作不灵活或臂力不足的老年人，身旁禁止放置热水瓶，所用开水由照护人员定时帮助解决。

5. 饭菜温度要适宜

在老年人面前摆放开水或饭菜，温度保持在 45℃左右。照护人员打开水或端热饭菜时要避开老年人。

第二节 保持卫生

一、居室卫生

老年人免疫力低，抗病能力弱，大部分时间都在居室里度过，所以保持老年人居室的整洁卫生十分重要，应该经常打扫擦洗、定期消毒。自然通风是室内最有效的空气消毒方法，在良好的通风条件下，任何一种病菌都很难生存，所以老年人居室要经常开窗通风，保持室内空气流通。阳光是人类生活中不可缺少的宝贵因素，利用天然光线，不仅增加室内照明、杀菌消毒、净化空气，还能使人豁然开朗、精神愉快，促进健康，所以老年人居室应该阳光充足。

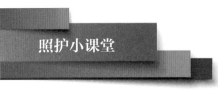

照护小课堂

——居室卫生要求

对老年人居室而言，要每天清扫，保持整洁。用湿式清扫方法进行室内扫地、扫床、扫墙和抹桌椅、板凳、窗户、衣橱等，忌尘土飞扬。

老年人居室要经常通风换气，在通风良好的情况下，每日开窗两次以上，每次30分钟，以保持室内空气新鲜、无异味，稀释或减少致病因子。

在阳光能够照射到老年人居室的时候，拉开窗帘，充分采光。

在采取适当的保护措施下，必要时可对老年人居室进行紫外线照射消毒，或使用消毒液对物体表面和地面进行擦拭消毒，以减少传染性疾病的发生。

烟对人百害而无一利，老年人居室最好绝对禁烟。

有害昆虫可以让老年人不适或传播疾病，老年人居室内要做到无蝇、无蚊、无鼠、无蟑螂、无臭虫等。

二、环境卫生

老年人除了在居室里度过，走廊、卫生间、浴室也是老年人经常要去的地方，所以这些地方的卫生也很重要。走廊往往是老年人的活动场所，为了避免老年人磕碰绊倒，走廊地面要清洁、干燥、整齐、无杂物。一般情况下，卫生间和浴室都在一起，卫生间较高的温度和湿度易成为病菌滋生的温床，因此一定要保持卫生间的通风和干燥。卫生间的门把手、冲水按钮、水龙头等处是病菌寄生的地方，经常会沾有大肠杆菌、皮肤乳头瘤病毒、疣病毒、金黄色葡萄球菌等病菌，应该多冲洗清洁。另外，老年人体质下降，或患有某些疾病，最大的特点是好静，对噪声特别敏感，所以老年人的环境还应该保持安静。

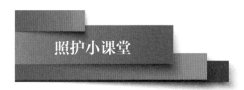

照护小课堂

——环境卫生要求

走廊 → 　　对老年人来讲，流畅的空间可让他们行走更加方便。走廊内要清洁，无乱堆乱放和积存的垃圾，无杂物、无水渍。

卫生间 → 　　卫生间是很多细菌寄生的地方，要多通风。没有通风窗的卫生间，应加强人工排风；便池要保持清洁通畅，用后及时冲洗，确保无污渍、无尿垢、无异味；墙面要定时冲刷保持干净，地面和地漏每天用消毒液消毒一次。照护人员尽量避免直接用手接触门把手和便器按钮，接触后及时洗手；水龙头最好应用感应式龙头。

老年人洗浴时，浴室温度最好保持在 17 ～ 27℃；不用时加强通风，保持干净；定期对下水道和地漏用消毒液进行消毒。

三、个人卫生

　　有的老年人生活不能自理，非常简单的刷牙、漱口、洗脸、洗手、梳头、洗脚、洗澡、洗衣服、整理床单等，都需要别人帮助，这也是照护人员每天要做的分内工作之一。做好老年人个人卫生照护，让老年人干干净净、保持清洁，不但可以改善老年人的心情，让老年人精神焕发，还有利于一些病情的控制。例如，及时更衣沐浴，保持皮肤清洁，可减少皮肤感染；搞好外阴卫生，可减少尿路感染的机会等。照护人员一定要本着认真负责的态度，保质保量地及时完成老年人个人卫生照护工作。

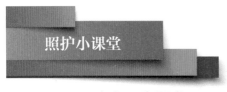

照护小课堂

——个人卫生要求

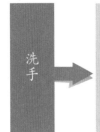

　　洗手可预防各种传染病的发生。老年人的手经常触摸各种东西，如果指甲再长一点，就会有尘土裹着细菌、病毒及寄生虫卵嵌在指甲缝里，随时可能危害老年人的健康。因此要求照护人员为老年人勤洗手，勤剪指甲。

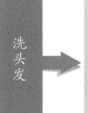

洗脸

洗脸不仅能保持老年人面部清洁，而且能使老年人精神焕发。照护人员每日至少应为老年人早晚各洗脸一次，水不宜过热，否则会使面部皮肤松弛干燥加重。洗脸时要用双手轻轻按摩面部，洗脸后要用毛巾轻轻擦拭，再涂少许护肤霜，让老年人面部干净滋润。

洗头发

老年人的头发是最容易藏污纳垢的地方。头发的毛根周围泥垢积存多了，会堵塞毛囊口，影响皮脂的排出，同时刺激头皮产生瘙痒感。另外，头发不干净，给一些有害昆虫如虱子提供了生存和繁殖的场所，易引起老年人不适或患病。所以，照护人员一定要为老年人常洗头发，保持清洁卫生。

洗会阴

老年人身体免疫机能下降，会阴部不清洁，极易造成会阴部的各种疾病或尿路感染。为了老年人的健康，照护人员要保持老年人会阴部的卫生，一般一天清洗一次即可，但是要注意大便后会阴部的清洗。清洗时不要使用药物或肥皂，以避免刺激，用流动清水即可。如果使用药物则必须在医生指导下进行。

洗脚

足部与人体健康有着极为密切的关系。洗脚时间宜在晚上临睡前进行，可用温水泡脚，同时用手搓脚趾、脚掌，这样不但洗得干净，更重要的是搓搓按摩脚部可舒筋活络、活血化瘀，促进老年人气血运行。

洗澡　洗澡可清洁老年人身体，促进老年人全身细胞的新陈代谢，还可消除神经紧张和身体疲劳。洗澡水的温度以40℃为宜，太热易使皮脂脱落过多，时间以10分钟最适合，时间太长对心肺功能不利。照护人员要定期为老年人洗澡，但是要避免洗澡过于频繁，避免使用碱性强的肥皂。

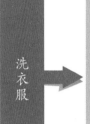

洗衣服　老年人外衣暴露在外，与外界的物品经常接触，容易沾染灰尘、污垢、饭菜汤和有害微生物；内衣裤直接与皮肤、肛门、生殖器接触，上面吸附着大量的汗渍、皮脂、皮屑和大小便污渍，很容易让细菌滋生繁殖。照护人员要经常为老年人换洗衣服，及时去除衣服上的污垢和病菌，保持老年人个人卫生，促进老年人身体健康。

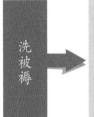

洗被褥　老年人的被褥也是容易藏污纳垢的地方。照护人员对老年人的枕套、被单、床单和被褥，要做到勤洗、勤晒，利用阳光中的紫外线杀灭上面的细菌，驱除上面的潮气，使被褥、床垫、被单保持清洁、平整、干燥、柔软。

四、食品卫生

　　肠道传染病是病原微生物经口进入人体消化道后，引起的以腹痛、腹泻为主的疾病。导致肠道传染病的病原，主要是细菌、病毒和寄生虫。它们的个头都特别小，肉眼根本看不见，主要存在于病人的粪便和呕吐物中，还存在于那些被病人粪便和呕吐物污染的食物、水、餐具和其他物品中。苍蝇、蟑螂等昆虫也是传播肠道传染病的帮凶。当人吃了被污染的食物和水后，很容易发病。老年人对疾病的抵抗力较差，如不注意饮食卫生，则特别容易感染。为了预防老年人发生肠道传染病，照护人员一定要严肃认真，严把"病从口入"关。

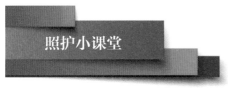

照护小课堂

——食品卫生要求

照护人员和老年人都要做到饭前便后勤洗手。

老年人不能喝生水，不能喝存放时间过长的开水。

要求老年人尽量少吃冷饮，包括雪糕、冰激凌、冷饮料等。

暴饮暴食会损害肠胃的防御系统，给肠道致病原可乘之机，要求老年人不要一次吃太多食品。

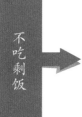

为老年人选择新鲜食品，不吃剩饭，不吃腐败变质的食品。肠道传染病病原微生物特别喜欢温暖湿润的环境，会在剩饭剩菜上快速繁衍生长；腐败变质的食品加热后也不能食用，因为加热只能杀死病原菌，不能破坏其毒素，照样可以引起肠道传染病发作。

为老年人加工食品时要求生熟分开；生吃瓜果蔬菜要用流水洗净；冰箱不是保险箱，吃剩的食物放在冰箱内，时间不能过长，再次食用前要充分加热。

老年人的餐具要定期消毒。

厨房内要消灭苍蝇、蟑螂，清洁环境，防止致病微生物污染老年人的食物和餐具。

尽量不带老年人在外面就餐，尽量少吃或不吃凉菜，不要吃没有卫生许可证的摊点的食品。

第三节 科学、合理的生活环境

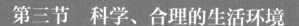

照护小贴士

老年人生活环境设计原则

1. 整体设计要注意老年人使用时是否方便与安全。

2. 视线设计要方便老年人、家人或者照护人员交流。

3. 光线设计要自然明亮，整体照明应均匀全面，不留死角。

4. 厨房设计要安全明亮，使用操作简单化。

5. 卫生间设计重在安全、采光和通风。

6. 无障碍设计要考虑方便老年人活动和助行器、轮椅的使用。

一、居住地面注意防滑

为老年人装修卧室，应采用硬木地板或有弹性的塑胶地板，客厅、餐厅、卫生间等场所使用反光度低、花色素净、易于清洁的防滑地面砖。

二、加强隔声避免嘈杂

老年人一般体质较差，或患有某些老年性疾病，共同特点是好静。所以居家最基本的要求是门窗、墙壁的隔声效果要好，不要受到外界噪声影响。

三、居室光线要明亮柔和

要让老年人能看清楚家具和物品，同时，也应当注意不要让一些表面光滑的物品受到一定角度光线照射而产生眩光，避免引起老年人刺眼、眩晕等不适。

四、家具要灵活便于移动

为老年人准备的家具最好能随季节而变换位置，可以方便老年人冬季保温取暖和夏季散热通风。

五、床的两侧都可以上下

老年人的睡床最好左右均不靠墙，这样既能方便老年人上下床，也能方便照护人员照顾老年人和整理床铺。床的两侧可以选择设置床挡，以免行动不方便或躁动不安的老年人坠床。

六、常用物品方便使用

在老年人经常活动的周围，适当设置储物柜及台面，根据老年人习惯摆放常用物品，如书报、零食、水果、水杯、电视遥控器、坐便器等，以方便老年人拿取。

七、床边设置移动餐桌

床边设置可以灵活移动的餐桌，便于行动不方便的老年人在床边就餐。

八、床头附近设置插座

在老年人床头设置电器插座，以方便必要时增强照明或使用医疗设备进行身体检查和医疗抢救。

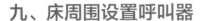

九、床周围设置呼叫器

呼叫器设在老年人手能触及的地方，以方便老年人求助呼叫。

十、厨房要便于操作

让厨房台面便于操作及放置必备物品，橱柜进行储藏分类，便于老年人随手取用。

十一、卫生间设浴凳和扶手

卫生间设浴凳，以方便老年人采用淋浴的方式坐着洗澡；坐便器旁边设置水平和竖直的扶手，便于老年人起坐撑扶。

第四节 为老年人选择合适的穿戴

穿衣和吃饭是生活中最重要的两件事情，然而有人认为只有贵重的东西才对身体有益，其实这不过是庸人自扰。穿衣只求符合自己的习惯，穿着舒服就可以了，否则即使穿着鲜艳、华丽的衣服，却不符合自己的穿衣习惯，一举一动也会感到不方便。所以衣服没必要非常华丽，穿着舒服、合体就好。

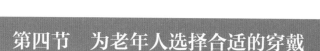

照护小贴士

照护人员在为老年人选择衣物时应考虑以下几点：

1.老年人皮肤干燥，抵抗力低，内衣的面料以纯棉、丝、麻等天然织物为好，这些面料透气性、吸湿性、保暖性好，穿着舒适，不易引起皮肤过敏。

2.老年人的服装应以宽松合体为宜，不宜过于肥大，以免活动时出现牵绊。

3.衬衣的领口以宽松为好，以保持呼吸顺畅。

4.最好穿松口袜。一方面可防止下肢静脉回流不畅，加重心脏负担；另一方面可保证足部血液循环通畅，减少足部疾病。

寒、暖、饥、饱是起居中的常事，正是因为是常事，所以常常被人疏忽。老年人应该随天气、温湿度情况做出判断，天冷了，衣服该加就加；天热了，该减就减，不要认为还能扛得住而硬扛。吃东西的时候，食物该放置一旁就放置一旁，不要因为食物爽口就多吃。

一、衣

春天冰雪还未全部融化，这时下身可以多穿一些，上身衣服可以略减。中医学认为，上半身属阳，春天阳气刚刚升发，上半身的阳气也应适应春天的生发之气，所以上半身可以略减些衣服。北方人的习惯是"若要安乐，不脱不着"。南方人的习惯是"若要安乐，频脱频着"。这是不同地域人的生活实践总结。

衣服的制作是有一定规矩的，但是只要长短、肥瘦合身，就可以很随意地制作。但是薄厚一定要适应天气，要随季节的变化而改变。夏天炎热，衣服应该以透气、宽松为主；冬天寒冷，衣服应该以柔软、保温为主；春秋两季温度变化较大，老年人应该根据天气变化适时增减衣物。

总之，由于老年人身体机能下降，对外界寒温的适应能力也降低了，所以穿衣一定要注意以下几点：

1.依据天气随时增减衣服。

2. 衣服要便于穿脱。

3. 各个季节的衣服，厚的、薄的、夹的、棉的、皮的，都应齐备，以便随时更换。

4. 春秋季节气温变化大，可根据自身的情况，适当地"春捂秋冻"，即春不忙减衣、秋不忙加衣，有助于提高抗病能力。

照护小贴士

如何保护背部

背搭，用今天的话讲就是背心、马甲。背搭，既可护胸腹又可护后背，一举两得。冬天可用丝、棉制作，夏天用一层薄布即可。

背搭能够护胸腹。老年人稍受寒凉，往往表现为胃肠不适，或隐隐作痛，或口泛清水，遇寒加重，得温则减；小腹受寒，可出现小腹疼痛，大便稀溏；胸部受寒，可见咳嗽，鼻流清涕。有了背搭，随时穿上，护胸护腹，防患于未然。

背搭能帮助老年人预防疾病。现代研究表明，背部是人体健康的屏障，背部若受寒，易引起心肺受寒，导致心脏的冠状血管痉挛，诱发冠心病；还可导致呼吸系统的气管炎、支气管哮喘甚至肺炎等；有的还可引起腹痛、腹泻。有了背搭，稍感凉意时及时穿上，是老年人预防疾病的重要手段。

保护背部的方法除了穿背搭以外，还可以白天多晒晒背部，避免背靠冷墙；晚上可将温度合适的热水袋放在背部取暖，农村有条件的可以睡炕；平时多擦背、揉背及捶背；如果背部受凉，及时进行背部刮痧、拔火罐等治疗。

二、帽

老年人戴帽子比较注重实用，要求帽子轻便、柔软、舒适和耐用。至于样式、颜色、质料，则要和老年人自身的职业、文化程度相适应，有时还要和衣着相匹配。个人所处的地理环境、当地的风俗习惯等，也是老年人选择帽子时应该考虑的。

冬天戴帽子主要是为了御寒，所以选用软胎大众式（也叫"六瓣"）、劳动式（即圆顶帽）、棉绒帽、罗宋帽为好；颜色以灰、蓝等深色为宜。在内陆地区，一般（如北京地区）不用戴皮帽。但在高寒酷冷地区的冬天，皮帽就成为人们外出的亲密伙伴，如果能戴一顶狐皮软帽，就会觉得头身皆暖、精神愉悦。另外，有些老年人还喜欢选用前进帽（鸭舌帽）、解放帽、法国帽（博士帽）、压发帽（睡帽）等；农村老年人中也有习惯戴灰鼠毡帽头的；少数民族的帽子更是各式各样。总之，老年人的帽子品种较多，可根据民族、地区、职业、身体条件和个人爱好选用。

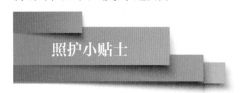

照护小贴士

老年人在戴帽子的时候还应该注意以下几点：

1. 帽子的材质以柔软、保温为宜，内衬最好用天然织物。

2. 帽子的厚薄以保暖但不出汗为佳，如戴帽出汗反而容易感冒。

　　3.头发油脂较多的人，应戴透气性好的帽子，而且要经常刷洗，以及时去掉油渍。

　　4.头部喜欢清凉，所以帽子不要太厚重，否则会使体内的火气不容易散发，导致血压升高、口干舌燥、咽喉肿痛等。

三、带

　　腰带是束腰的带子，古时用来约束衣服。腰带有宽有窄，上面可以装点金银、犀玉等饰物，没有统一的要求，完全按照自己的需要或喜好。老年人使用腰带主要是为了不使衣服散乱。

　　现代医学认为，腰带勒得过紧有害健康，会引起腹腔内脏器受压，血液循环受阻，可出现食欲减退、消化不良、静脉曲张、痔疮等。

　　老年人系腰带时最好宽松些，一般以腰带间还能容纳一个指头为佳，这样既达到了系腰带的目的，又不会影响健康。

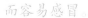

照护小贴士

　　现代人腰带上多挂钥匙链、指甲刀或折叠刀，农村也有挂烟袋包的，这是为了使用起来方便。

　　而老年人不必如此，老年人可以在腰带上佩一个小囊，有时很重要的事情怕忘记了，就可以写好放在小囊中，用来提醒自己。另外，可以放牙签或掏耳朵的工具，还可以放小毛巾等。老年人常用的东西随身带，以备不时之需，这些生活细节一定要加以注意。

四、袜

1. 袜口宜宽松

老年人穿的袜子应宽松，这样穿脱起来才方便，而且宽松的袜子保温性能也相对较好。因为袜口是影响足部血液循环的重要因素。如果袜口过紧，不妨借助蒸汽熨斗给袜口迅速"增肥"。具体做法是：先用软尺量一下脚踝处的周长，然后找一块宽度适中的废弃硬纸盒，将袜口撑起，根据袜子的质地设置电熨斗的温度，在两面的袜口处轻轻各熨一下，这样原本过紧的袜口就宽松了。

另外，袜子要选择羊毛或者棉质地的，这样的袜子吸汗性强，而且保暖。

2. 注意足部和膝部的保暖

足最容易受寒，民间有句话讲"寒从脚底生"，即是这个意思。现代研究表明，足远离心脏，血液供应少，表面脂肪薄，保温性差，因此老年人在冬天一定要穿厚袜，即使是夏天，最好也不要赤脚。南方的老年朋友夏季降雨时不要光脚蹚水，如脚被雨水弄湿，应及时用热水冲洗。

老年人除了穿袜以外，每晚还应该用热水泡脚，这也是足部保健的重要方法。现代医学研究表明，经常用热水洗脚，能刺激末梢神经，调节内分泌系统的平衡，加速血液循环，增强新陈代谢，及时清除细胞间隙酸性代谢产物的堆积。泡脚时水温以 40~45℃为宜，水要浸过脚踝，时间为 20~30 分钟即可。

夏天天气炎热，老年人也不要用凉水洗脚，因为脚底汗腺较为发达，突然用凉水洗脚，会使毛孔骤然关闭，影响排汗机能，容易诱发肢端的动脉痉挛、关节炎和风湿病等。

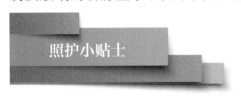

如何保护膝盖

1. 保持适当的体重。一旦身体过胖，首先影响的就是膝盖。体重对比膝盖压力是 1:3，也就是说体重增加 500 克，膝盖承受的压力就增加了 1 500 克。

2. 选择一双好鞋。为了保护膝关节，应该选择软而且弹性好的运动鞋。鞋子的大小要合适，穿上后能容纳一个手指为宜。

3. 减少膝盖摩擦。少做登山、爬楼梯等运动，也尽量减少跪、爬、盘腿等对膝盖健康有影响的动作。

五、鞋

1. 选择鞋底要慎重

保护双脚，就一定要有双好鞋。而一双鞋质量的好坏，关键在鞋底。鞋底好，穿着适足，直接关系到老年人的健康。

鞋底一定要平整，如不平整，就会影响到足底。鞋底厚薄要合适，不能太薄也不能太厚。太薄，容易透湿气，当然，晴天时是可以穿的，比较轻便；太厚，则又重又硬，穿着不便。

2. 外出鞋宜紧，居家鞋宜宽

鞋子要宽紧适当，一般远行的时候应选择相对紧的鞋子，这样走起路来方便且快捷；而老年人常常待在家里，在家则宜穿宽松一点的鞋子，这样才舒适。

3. 冬鞋宽大保暖，夏鞋轻便防潮

冬天的时候脚冷，不妨选择棉鞋；夏天天气热，湿气重，所以最好选择透气性好的鞋子。

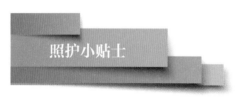

照护小贴士

老年人选鞋的原则

1. 冬天的鞋。一要保暖性好，二要宽大一些，三要方便穿脱。

2. 夏天的鞋。一要轻便，二要透气性好，三要防潮。

另外，夏天刚洗完澡，可以先穿拖鞋，但是过一会儿就一定要穿上袜子，以免脚部受凉。

鞋的品种很多，穿鞋的学问也很多，对老年人来讲，穿鞋最讲究的是舒适、安全、保暖、防湿、防滑，具备这几个特点的鞋子，就是适合老年人穿的好鞋。

第五节 记得照顾自己

一、工作安全防护

1. 预防跌跤

（1）保持健康

照护人员要注意自身的营养、休息和运动，保持良好的身体素质和精神状态。

（2）工作谨慎

照护人员在工作中要稳重、细致、谨慎，完成工作任务前先排除安全隐患。

（3）鞋子合脚

照护人员应穿低跟、防滑、软底鞋，且鞋子要合脚，不能太大也不能太小。

（4）光线充足

照护人员在进行工作时，要保证工作场所的照明亮度。

（5）地面清洁

照护人员要始终保持工作场所地面的清洁和干燥，有溢出物或者油渍必须立即擦掉，这是卫生的需要，也是安全的需要。

（6）清理杂物

随时清除家里的障碍物。

（7）加强合作

高空取物、搬抬重物或者照护体重过重的老年人时，要注意与同事或家属配合协作，共同完成。

2. 预防肌肉拉伤

（1）合理安排运动

照护人员要注意平日合理安排有规律的运动，以锻炼肌肉，增加机体的平衡性和反应的灵活性。

（2）做好准备活动

照护人员在工作前应充分做好准备活动，要注意加强易伤部位肌肉力量和柔韧性的锻炼，如肩臂部、腰部和腿部。

（3）注意局部保护

照护人员为老年人服务时，手臂要灵活，脚跟要站稳，不要急拉、急拽；搬运重物时，不要急转身或扭动背部。尽量找同事或家属帮忙，或者利用推车等工具。

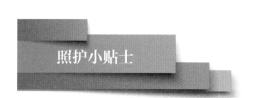

照护小贴士

牵拉伤后处理

1.休息。要注意身体的感受，在感觉疼痛或不适时，应立即停止运动，休息可避免更严重的伤痛。必要时，到医院就医。

2.冷敷。如受伤的区域在运动时疼痛或肿胀，在72小时内要冷敷，每两小时冷敷一次，每次至少10分钟，可减轻肌肉痉挛，缓解疼痛，同时收缩血管，限制伤处的血液供应，减轻肿胀。

3.抬高患肢。如四肢受伤，可以抬高患肢，以减少伤处的血液供应，减轻肿胀。

4.热敷。一般在受伤的后期，通常在72小时后进行。热敷可舒缓紧张的肌肉，加速局部的血液供应，促进康复。

3. 预防腰扭伤

（1）加强身体锻炼

照护人员起居要有规律，经常保持适当的体育运动，以促进血液循环，使身体筋骨强健有力，预防腰部扭伤。

（2）避免腰部受寒

寒冷是危害身体的一个因素，腰部是最易受凉的部位，如果受凉，即使是轻微的动作也会将腰部扭伤，造成腰痛。

（3）避免环境潮湿

潮湿能使血管收缩，造成局部组织血液供应不足，使肌肉收缩时产生的代谢产物潴留，刺激神经产生腰痛。潮湿不直接引起腰痛，但是容易引起受凉，受凉引起腰痛。因此，照护人员要及时更换潮湿的衣服，经常开窗通风，保持室内干燥。

（4）避免久坐

久坐时，人的腰背挺直，使骨盆和关节长时间负重，使椎间盘和棘间韧带长时间处于一种紧张僵持状态，日久便会产生腰背疼痛僵硬，不能俯仰和转身；影响下肢血液循环，使两腿麻木，稍一活动就可能发生腰扭伤或其他损伤。

（5）避免劳累过度

在日常工作中，照护人员不要长时间维持一个姿势进行劳动，单一的或长时间不变动的姿势，很容易导致肌肉的劳损。因此，在为老年人服务时，要注意劳逸结合，避免用力过度，造成腰部软组织的损伤或扭伤。

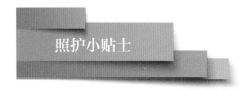

照护小贴士

腰扭伤后如何处理

1.休息。发生腰扭伤后应该立即停止工作，注意休息，一般要坚持卧硬板床三日以上，以保证损伤的组织有充分修复的时间，避免遗留慢性腰痛病。

2.治疗。根据医生的建议进行相应的治疗，注意受伤早期不宜自行进行推拿、按摩、热疗等处理。

4. 预防流感

（1）居室内预防

经常开窗通风换气，是防治呼吸道传染病最简便易行且有很好效果的措施，这种措施虽不能杀灭病原体，但能使居室内病原体和病原微生物的数量下降。

（2）个人预防

1）患病老年人用过的食具、衣物、手帕、毛巾等要进行煮沸消毒；也可用阳光暴晒消毒 2 小时以上；也可用消毒剂进行浸泡消毒、擦拭消毒。

2）照护人员平时要注意生活规律，不嗜烟酒，坚持锻炼身体，保持饮食均衡，有良好的卫生习惯，勤换洗衣被，勤洗手。

3）定期接种流感疫苗是预防流感的积极有效手段。流感病毒每年都产生变异，当年生产的疫苗只对当年的流行毒株有效，因此，每年都要按时接种。疫苗接种时间应在 9~11 月，并在接种流感疫苗之前，向疫苗销售和接种部门详细了解疫苗接种的禁忌。

5. 预防胃肠炎

（1）养成良好的卫生习惯

照护人员要养成良好的卫生习惯，注意个人卫生。

（2）食用安全食品

照护人员应食用健康、安全、有质量保证的食品。

（3）生吃瓜果要洗净

照护人员生吃瓜果时要洗净，不要随便吃野菜、野果。

（4）食品选料要新鲜

照护人员食用鱼、虾、肉、蛋、奶等食品时必须保证选料新鲜、干净，不吃隔夜变质的饭菜，剩饭菜要彻底加热后食用。腐败变质的食品应扔掉，加热后也不能食用，进食这些食品可能引起食物中毒。

（5）坚持规律饮食

坚持一日三餐，做到有规律进食，不暴饮暴食。

6. 预防来自老年人的伤害

（1）加强防范

因为部分老年人患有老年痴呆症或者存在心理障碍，在烦躁时可能出现摔东西、打人等情况，照护人员在照护这样的老年人时，首先做好评估，加强防范，避免自己受到伤害。

（2）注意危险物品

发现老年人有摔东西和打人的现象时，照护人员需注意在老年人房间不要存放热水瓶、玻璃制品、棍棒、金属制品和其他容易造成自伤或他伤的物品。

（3）察言观色

在为老年人服务前，首先观察老年人的情绪，如果发现有情绪对抗的苗头，尽量避免激惹对方，要好言相劝，争取老年人配合。如果老年人异常烦躁，可以暂时停止服务，报告家属处理，待老年人情绪稳定后再继续完成照护工作。

（4）安全制动

必要时对有打人习惯的老年人，在征得家属同意后，适当进行手脚安全制动，制动后再进行有关的生活照料服务。

二、自我照顾

加强照护人员的自我照顾是缓解照护工作压力的重要方面。照护人员的工作是照顾老年人，但是首先要照顾好自己，因为只有保持自己的身体和心理都健康，照护人员才有可能更好地照顾好自己的家庭，让家庭稳定。只有家庭稳定，照护人员才可能有充沛的精力去为老年人服务，才有可能把自己灿烂的微笑向老年人传递。

1. 卫生

每天抽一点时间进行卫生清洁，让自己从里到外干干净净，整整齐齐。休息日可以喷洒一点点香水，让自己散发出淡淡清香，一定会带来意想不到的愉悦。

2. 营养

每天为自己煲一碗米粥，做一盘青菜，备一袋牛奶，加一个鸡蛋，削一个苹果，炖点肉类，变着花样准备一些小馒头、小包子、白米饭、粗杂粮、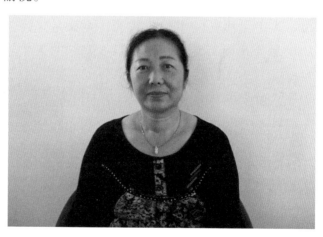
新鲜鱼虾、饺子、馄饨等，为自己补充营养，让自己保持身体健康。

3. 化妆

每天为自己画一个淡妆，花一点时间做一下美容，即便是公休日在家休息，也修一下眉，涂一点口红，换一件得体的衣服，展现自己不一样的风采，让自己精神焕发，保持轻松愉快的心情。

4. 欣赏

美无处不在，照护人员要学会欣赏自己的美丽和善良、明媚灿烂的阳光、日新月异的街景、漂亮优雅的图画、悦耳动听的音乐，愉悦多彩的生活会让人精神放松，心旷神怡。

5. 交流

照护人员在欣赏自己的同时也要学会欣赏别人。再优秀的人身上也有不足的地方，再不好的人身上也有优点。试着多与周围人交流，多去发现周围人的优点，时间长了就会发觉，发现别人的优点越多，心情就越快乐。

6. 信仰

照护人员天天和老年人打交道，对人生的感触可能比一般人更多。人生是漫长的也是短暂的，生命是坚强的也是脆弱的，让短暂的生命平凡而有意义，是很多人追求的人生目标。照护人员的人生目标是"为人民服务""为老年人奉献爱心"。怀着这样的信仰去工作，就会拥有一个很充实的精神世界。

7. 学习新知识

活到老，学到老。学习是人的终生课题，使人增长见识，聪慧头脑，提高认识，心胸豁达。照护人员要不断学习新知识，不断增加智慧。

8. 排解不良情绪

照护人员在面对苦难时要保持正向的思维，勇敢地超越困难，排解不良情绪。

照护人员只有在保持安定工作生活环境的前提下，才能以放松的心情、充沛的精力，充分发挥自己的聪明才智，为老年人照护事业做出更大贡献。

三、与老年人沟通的技巧

1. 积极倾听

积极倾听是沟通技巧的核心部分，能够敞开胸怀听听别人的抱怨与倾诉是一种风度。照护人员与老年人或家属交谈时，眼睛要注视着对方的眼睛，视线不要游移不定，表情要亲切而自然，坐姿要端正而礼貌。老年人说话速度慢，比较唠叨，一点点事情可以说很久，不要表现出任何的不耐烦，要耐心地去倾听老年人和家属的话，必要时可以侧耳聆听，让老年人和家属觉得照护人员在关注他们。

2. 亲切的语音语调

照护人员和老年人或家属进行交流时，态度要诚恳，语言要文明，尽量使用普通话，语速偏慢，音量中等，语调柔和亲切，面部神态自然且带微笑。充满真诚与情感的语音和语调，除了让老年人和家属感受到照护人员的温柔和善良外，同时还能让自己的心情明亮而爽朗。

3. 真诚的表扬欣赏

照护人员与老年人谈话时，要选择老年人喜爱的话题，如家乡、亲人、电视节目、年轻往事等。不打听老年人和家属的隐私，不提及老年人不喜欢的事情，可以先说一下自己，得到老年人信任后再展开别的话题，万一谈得不如意或老年人情绪有变时，尽量不要劝说，先用手轻轻抚摸对方的手或肩膀作安慰，待情绪稳定后尽快避开不愉快的话题。人都渴望被肯定，老年人也一样喜欢被赞美和欣赏。所以，要慷慨地多表扬他，老年人高兴了，谈话的氛围会活跃很多，同时，老年人对照护人员的好感也会增加很多。

4. 安全轻松的氛围

照护人员与老年人或家属沟通交流时，首先要营造一个安全轻松的氛围。要脸带微笑，平易近人，坐在老年人床边，近距离弯下腰去与老年人或家属交谈，选择光线充足的地方，让双方都能清楚地看到对方，必要时可以摸着对方的手讲话，让老年人或家属觉得尊重和平等。不要高高在上，让别人抬着头或远距离说话，觉得难以亲近；也不要双手交叉抱在胸前，拒人以千里之外，让别人感觉照护人员傲慢无礼。

5. 适当的肢体语言

从事老年照护工作时，适当的肢体语言会增进照护人员与老年人之间的亲密感情，简单的"握握手""摸摸脸""拍拍肩""拥抱一下"都有着人际交流与沟通的大学问。"握握手"会让老年人觉得照护人员态度亲切；"摸摸脸""拥抱一下"会为老年人带来一种受到依赖者关爱的喜悦；"拍拍肩"会使老年人有一种和照护人员比较默契的感觉。这些肢体语言可以将照护人员的爱和关怀传递到老年人的心里，老年人高兴了，可以很好地配合，就能使照护工作顺利进行。但是，请记住使用的场合和力度，再精准的肢体语言只有自然发挥才能取得效果，所以在使用之前，照护人员要先把自己的心扉打开，没有人会拒绝真诚的关爱。

第六节 老年人权益保障法

我国是世界上老年人口最多的国家,由于来自市场经济、老龄化社会等方面冲击的影响,从全国总的情况看,多数老年人生活是有保障的,晚年生活是比较幸福美满的。但是,在一些地方,子女不赡养老年人、虐待和遗弃老年人、挤占或侵占老年人住房和其他财产、干涉老年人婚姻等事件也常有发生。加强对《老年人权益保障法》中关于老年人的赡养、老年人婚姻、老年人养老金、老年人医疗和住房、参与社会发展等方面的权益内容的学习,是老龄化时代赋予每个公民的责任,更是做一个合格的照护人员应有的法律基础知识。

一、《老年人权益保障法》概述

《老年人权益保障法》于 1996 年 8 月 29 日第八届全国人民代表大会常务委员会第二十一次会议通过,自 1996 年 10 月 1 日起施行。

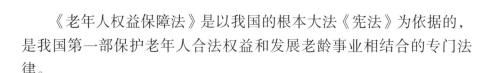

　　《老年人权益保障法》是以我国的根本大法《宪法》为依据的，是我国第一部保护老年人合法权益和发展老龄事业相结合的专门法律。

　　《老年人权益保障法》分为总则、分则、附则三部分，其中最主要的是总则和分则。总则部分对法律的地位、对各级政府及相关国家机关、社会团体、企业事业组织的责任做了明确规定，并对开展敬老、养老宣传教育活动做了明确要求，提倡义务为老年人服务，提出对维护老年人合法权益和敬老、养老成绩显著的组织、家庭或者个人给予表扬或者奖励，也提出老年人应当遵纪守法，履行法律规定的义务。分则部分对家庭赡养与扶养、社会保障、参与社会发展、法律责任都做出了具体要求。

二、《老年人权益保障法》的要点解析

1. 老年人的权益

　　根据《老年人权益保障法》的规定，老年人享有九项合法权益（利）。

　　（1）政治权利

　　信仰、结社权利，政治地位、名誉、身份等。

　　（2）人身自由权

　　活动范围不受限制，来去自由；不准歧视、侮辱、虐待和遗弃老年人。

　　（3）社会经济权利

　　有经济担保权，有享受社会经济发展成果权，有休息、休假权，

领取离退休金等的权利。

（4）赡养权

享受子女的扶养，包括老年人抚养过的继子女、孙子孙女（父母先于祖父母去世的）。

（5）财产所有权

老年人有权依法处分个人的财产。

（6）婚姻自由权

主要指老年人的再婚自由，子女亲属不得以任何理由阻挠干涉。

（7）居住权（住房）

保障老年人有自己的住房，老年人的自有住房受法律保护，子女和亲属不得侵占，不能擅自改变其产权关系和承租关系。并且，对老年人自有的住房，赡养人有维修的义务。

（8）继承权

老年人有继承父母或子女遗产的权利。

（9）文化教育权

老年人有终身受教育的权利。

2．老年人的赡养

老年人养老主要依靠家庭，家庭成员应当关心和照料老年人。赡养人应当履行对老年人经济上供养、生活上照料和精神上慰藉的义务，照顾老年人的特殊需要。

赡养人是指老年人的子女以及其他依法负有赡养义务的人。赡养人的配偶应当协助赡养人履行赡养义务。

赡养人应当对患病的老年人提供医疗费用和照护。赡养人应当妥善安排老年人的住房，不得强迫老年人迁居生活条件低劣的房屋。老年人自有的或者承租的住房，子女或者其他亲属不得侵占，不得擅自改变产权关系或者租赁关系。

赡养人不得以放弃继承权或者其他理由，拒绝履行赡养义务。赡养人不履行赡养义务，老年人有要求赡养人付给赡养费的权利。赡养人不得要求老年人承担力不能及的劳动。老年人与配偶有相互扶养的义务。由兄、姊扶养的弟、妹成年后，有负担能力的，对年老无赡养人的兄、姊有扶养的义务。赡养人之间可以就履行赡养义务签订协议，并征得老年人同意。居民委员会、村民委员会或者赡养人所在单位监督协议的履行。

3. 老年人婚姻与财产处理

老年人的婚姻自由受法律保护。子女或者其他亲属不得干涉老年人离婚、再婚及婚后的生活。子女的赡养义务不因老年人的婚姻关系变化而消除。婚姻自由这里面包含了多项内容，如老年人恋爱、结婚自由、离婚自由、再婚自由。

《老年人权益保障法》规定，赡养人的赡养义务不因老年人的婚姻关系变化而消除。老年人的婚姻自主权受法律的保护。老年人再婚，组成新家庭，但与子女的血缘关系仍然存在，子女对父母的赡养义务并不由此而消除。当老年人再婚自由受到子女方面的干涉、赡养出现纠纷不能解决时，老年人要善于运用法律武器保护自己的正当权益。

老年人有权依法处分个人的财产，子女或者其他亲属不得干涉，不得强行索取老年人的财物。老年人有依法继承父母、配偶、子女或者其他亲属遗产的权利，有接受赠予的权利。

《老年人权益保障法》中明确指出："老年人有权依法处分个

人的财产，子女或者其他亲属不得干涉，不得强行索取老年人的财物。"现实中，为了让子女更好地照顾自己，很多老年人把房产馈赠给子女，作为赡养的交换条件，可是没想到的是，个别不孝子女非但没有赡养老年人，反而把房产占为己有，让老年人另想办法住。一般来说，老年人辛苦一辈子获得的房产、储蓄等资产其实是老年人养老保障的基础。老年人一旦馈赠给子女，将由富有变成贫困，无法掌握自己生活的主动权，甚至原来平衡、和谐的关系也会因此而打破。所以，为了有效避免因家庭矛盾而影响安享晚年，老年人也应该学会理财，不要过早把财产作为遗产处理。

4．老年人的养老金

国家建立养老保险制度，保障老年人的基本生活。老年人依法享有的养老金和其他待遇应当得到保障。有关组织必须按时足额支付养老金，不得无故拖欠，不得挪用。国家根据经济发展、人民生活水平提高和职工工资增长的情况增加养老金。

5．老年人的医疗

国家建立多种形式的医疗保险制度，保障老年人的基本医疗需要。有关部门制定医疗保险办法，应当对老年人给予照顾。老年人依法享有的医疗待遇必须得到保障。

老年人患病，本人和赡养人确实无力支付医疗费用的，当地人民政府根据情况可以给予适当帮助，并可以提倡社会救助。

医疗机构应当为老年人就医提供方便，对70周岁以上的老年人就医，予以优先。有条件的地方，可以为老年病人设立家庭病床，开展巡回医疗等服务。提倡为老年人义诊。

6．老年人的住房

老年人所在组织分配、调整或者出售住房，应当根据实际情况和有关标准照顾老年人的需要。新建或者改造城镇公共设施、居民区和住宅，应当考虑老年人的特殊需要，建设适合老年人生活和活动的配套设施。

7. 老年人参与社会发展

国家和社会应当重视、珍惜老年人的知识、技能和革命、建设经验，尊重他们的优良品德，发挥老年人的专长和作用。国家应当为老年人参与社会主义物质文明和精神文明建设创造条件。根据社会需要和可能，鼓励老年人在自愿和量力的情况下，从事下列活动：对青少年和儿童进行社会主义、爱国主义、集体主义教育和艰苦奋斗等优良传统教育；传授文化和科技知识；提供咨询服务；依法参与科技开发和应用；依法从事经营和生产活动；兴办社会公益事业；参与维护社会治安、协助调解民间纠纷；参加其他社会活动。

8. 老年人权益受侵害的处理

老年人合法权益受到侵害的，被侵害人或者其代理人有权要求有关部门处理，或者依法向人民法院提起诉讼。人民法院和有关部门，对侵犯老年人合法权益的申诉、控告和检举，应当依法及时受理，不得推诿、拖延。不履行保护老年人合法权益职责的部门或者组织，其上级主管部门应当给予批评教育，责令改正。

国家工作人员违法失职，致使老年人合法权益受到损害的，由其所在组织或者上级机关责令改正，或者给予行政处分；构成犯罪的，依法追究刑事责任。

老年人与家庭成员因赡养、扶养或者住房、财产发生纠纷，可以要求家庭成员所在组织或者居民委员会、村民委员会调解，也可以直接向人民法院提起诉讼。

《老年人权益保障法》第十五条明确规定：赡养人不履行赡养

义务，老年人有要求赡养人付给赡养费的权利。当老年人权益受到侵害时，老年人要据理力争，必要时要借助法律武器，忍让和宽容通常是不能解决问题的。

以暴力或者其他方法公然侮辱老年人、捏造事实诽谤老年人或者虐待老年人，情节较轻的，依照《治安管理处罚条例》的有关规定处罚；构成犯罪的，依法追究刑事责任。

暴力干涉老年人婚姻自由或者对老年人负有赡养义务、扶养义务而拒绝赡养、扶养，情节严重构成犯罪的，依法追究刑事责任。家庭成员有盗窃、诈骗、抢夺、勒索、故意毁坏老年人财物，情节较轻的，依照《治安管理处罚条例》的有关规定处罚；构成犯罪的，依法追究刑事责任。

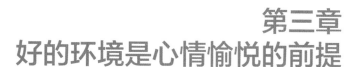

第三章
好的环境是心情愉悦的前提

　　家庭是老年人日常生活最主要的场所，人的一生中有 2/3 的时间是在室内度过的。良好的居住环境可以让人感到舒适，使人的心情保持愉悦，降低疾病传播的概率，增强自身的抵抗力。

　　良好的居住环境，应该是什么样子的呢？是房间采光好、冬暖夏凉？还是房间干净宽敞、有家人同住？或者是生活必备物品齐全？不同的人有不同的追求，需求自然也不相同。特别是进入老年期，人的身心功能开始渐渐衰退，我们应如何融合老年人不同的想法，通过了解他们独特的生活经历和生活习惯，为他们营造舒适的居住环境呢？

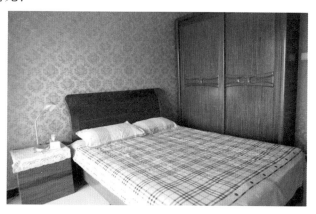

第一节　居住环境

照护人员在对老年人的居住环境进行设计前，先要评估老年人对环境的需求，评估周围的环境状况，如地域、位置、交通、绿化等是否符合老年人的要求，以便能做出使老年人满意的居住环境设计方案。

一、老年人的房间设计要求

1. 房间位置

老年人的房间最好是选择南或东南朝向，能够照射到阳光。房间应设有窗帘或百叶窗，便于老年人午休或晚间休息时遮挡较强的光线，有助于身体休息和放松。

2. 房间设施

老年人的房间设施应简单实用，家具要靠墙摆放，物品不要放在老年人经常经过的地方。

3. 卫生间设施

（1）卫生间应有坐式便桶和扶手，以方便老年人

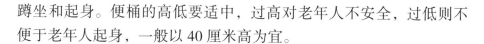

蹲坐和起身。便桶的高低要适中，过高对老年人不安全，过低则不便于老年人起身，一般以 40 厘米高为宜。

（2）卫生洁具一般采用白色，以便观察老年人排泄物有无异常。

（3）卫生纸等用品应放置在老年人便于拿取的地方。

4. 呼叫系统

房间内和卫生间、浴室，要设置老年人呼叫器或按铃，使老年人在需要帮助时能及时被照护人员听到。

5. 老年人的床

（1）床的高矮、软硬要合适

床的高矮、软硬要合适，老年人的床不能太软，过软的床容易凹陷，引起老年人腰疼，太硬的床又易导致身体受压。床的高矮要便于老年人上下床。

（2）被褥平整、舒适

老年人的被褥要柔软，而且透气性好，以棉织品为主。床单要能紧紧地包裹住床垫，使床单平整、无皱褶，对大小便失禁的老年人在床单上可加一小单，以便随时更换。

（3）枕头要舒适

老年人的枕头要舒适，高低要合适。过低容易使血液流向头部、刺激大脑而导致睡眠障碍，并容易引起眼睑浮肿；过高会造成颈部肩部肌肉僵硬或晚上睡眠时打呼噜，一般枕头以 7～8 厘米高为宜（或 6～13 厘米），也可根据个人的习惯而定，但有颈椎病的老年人不能使用高枕。

枕头的硬度要适宜，老年人身体支撑骨头的肌肉、韧带失去弹性，功能减弱，合适的枕头可保持身体原有的形状，一般以可下压

1/3 ~ 1/2 为宜，这样可支撑身体自然弯曲的颈部和头部。枕头应经常晒洗。

二、为老年人营造舒适的环境

1．老年人室内的通风

老年人室内空气要流通。通风可调节室内外温差，使新鲜的空气能进入到室内，增加室内氧气的含量，降低二氧化碳的浓度，减少病原微生物的数量，也是消除室内不良气味的重要措施。空气流通与温度的变换可以刺激皮肤血液循环，增加汗液的蒸发和热量的散发，使老年人感觉舒适。老年人身体较弱，其抵抗力降低，如果老年人居室内通风不良，空气污浊，可以增加呼吸道疾病传播的机会；同时污浊的空气中化学成分有所改变，可使老年人出现头晕、疲倦、食欲减退等症状。因此，室内应经常通风换气。冬季每日至少开窗通风 2 ~ 3 次，每次不少于 30 分钟。夏季要常开窗，通风时注意老年人的保暖，避免对流风。通风条件差的房间应安装空气调节装置，使空气流通，以保持空气新鲜。

2．老年人房间的光线

老年人房间光线要充足。老年人随年龄的增长，视力会逐渐减退，辨别颜色的能力减弱，因此，对老年人房间光线的要求是：

（1）自然光线

天然的光线给人们在视觉上带来舒适、欢快和明朗的感觉。紫外线具有杀菌能力，散射时能减弱细菌和病毒的活力，直射时可杀死细菌和病毒。适量的日光照射还可以改善皮肤和组织器官的营养

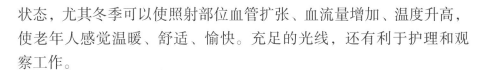

状态，尤其冬季可以使照射部位血管扩张、血流量增加、温度升高，使老年人感觉温暖、舒适、愉快。充足的光线，还有利于护理和观察工作。

1）窗户的大小、结构和方向影响光线。窗户的面积大小、结构和方向对采光有很大影响。金属铝合金窗户有效采光面积可达85%～90%，木框门窗为65%～75%。质量较好的门窗玻璃，可使80%的光线通过，仅有20%的光线被反射。室内墙壁的颜色对光线反射也有很大影响，如果墙面是深色，就会影响室内的光线。因此，老年人的室内墙面颜色不宜采用深色，另外应经常开启窗户，以便光线充足。

2）窗户清洁度影响采光。窗面玻璃有灰尘存积时，光线可损失35%～50%，所以要经常擦拭门窗，使老年人房间的窗户保持清洁、明亮，以便阳光直接照到室内，这样不但可以使老年人能够享受到阳光的温暖，而且可以获得充足的光线。在采用自然光线时，注意光线不要直射老年人的头面部，以防发生目眩。

（2）人工光线

1）室内的灯光亮度。灯光的亮度直接影响老年人的舒适感。老年人房间光线的亮度要比年轻人高一些。

2）老年人活动的地方光线要充足。老年人经常走动的地方，如室内、走廊、厕所、楼梯、阳台等处，均要有照明设备，并可提高电灯的功率，或多安装几处灯来增加亮度，以保持光线的明亮。

3）重视晚间的照明设施。在老年人常经过的地方，晚间要有照明设备，不能因为夜间使用少，而全部关闭。晚间电灯开关若在墙壁上，要有灯光显示，使老年人容易找到开关。

4）床旁要设床头灯。老年人的床头应设床头灯或台灯，以方便老年人夜间使用。床头灯最好是光线可调节型，开关应放置在老年人易触及的地方。

3. 老年人室内温、湿度要适宜

老年人的机体对温、湿度的调节能力下降，温度稍低一点老年人就会感到十分寒冷，因此，要注意温、湿度的调节。

（1）老年人房间的温度

对于老年人房间的温度，冬季以 18 ~ 22℃ 为宜，夏季以 28 ~ 30℃ 为宜。温度过低或过高都会使老年人感觉不适。室温过高会使人的神经系统受到抑制，干扰消化及呼吸功能，并使老年人产生咽干、舌燥、心情烦躁；室温过低则因冷的刺激使人缺乏动力，肌肉紧张，缩手缩脚，容易导致老年人受凉。

老年人室内应备有温度计以便及时了解室温变化。随着季节的变化经常会出现明显气温差，尤其冬季和夏季，除了根据气温变化增减衣服、被子外，还可根据所处的地理位置和经济状况因地制宜，调节室内温度。如使用空调、电暖气等，或在地面洒水、开窗通风等将室温提高或降低。

（2）老年人房间的湿度

老年人房间的湿度一般以相对湿度50% ~ 60%为宜。湿度过高时，空气潮湿，有利于细菌的繁殖，同时机体水分蒸发慢，汗水排出缓慢，人会感到憋闷；湿度过低时，室内空气干燥，使人体水分蒸发过快，散失大量的热量，可产生呼吸道黏膜干燥、口干、咽痛、口渴等症状，对患有心脏、肾脏、呼吸道疾患的老年人更加不利。

在条件允许的情况下，室内应配有湿度计和空气调节器，以便观察和调节湿度。经常通风换气或使用空气调节器可调节湿度。也可采用一些简单的方法，如当湿度过低时，夏季可在地上洒水，冬

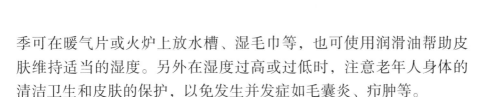

季可在暖气片或火炉上放水槽、湿毛巾等，也可使用润滑油帮助皮肤维持适当的湿度。另外在湿度过高或过低时，注意老年人身体的清洁卫生和皮肤的保护，以免发生并发症如毛囊炎、疖肿等。

4. 老年人居住环境的声响

安静的环境有利于老年人的休息。凡是与环境不协调的、使人厌烦的和不需要的声响都称为噪声，长时间接触噪声对机体可产生不良的影响。当噪声超过 60 分贝时，就会使人感到嘈杂不安；若噪声大于 90 分贝且作用时间较长时，就会引起头晕、头痛、耳鸣、心悸、失眠、食欲不振、恶心等症状，严重时可使脉搏、血压发生波动。老年人对噪声非常敏感，即使听到声音不大的噪声也会使机体感觉不舒服，出现情绪不佳、烦躁不安，最终影响休息和睡眠，甚至导致老年人出现健康问题，尤其是患病的老年人应特别注意。

为了控制噪声，照护人员应采取综合措施。房间的门及椅脚应钉橡胶垫；带有轴节的物品如门轴、轮椅车轴等，应定时滴注润滑油，以免使用时发出噪声。

另外由于一些老年人听力下降，在与人交流时又需要较大的音量，才能听清楚，这就需要照护人员在与老年人交谈时，将音量控制在老年人能听到为宜。

5. 老年人室内要整洁、舒适

（1）老年人的居室应定期大扫除

每天用清洁的湿拖布擦拭地面，如果是用土或砖制的地面，可将扫帚蘸清水后清扫。桌椅及其他家具用清洁的湿抹布擦拭，抹布要经常清洗，用后洗净晾干。不可使毛掸清扫墙壁、家具上的灰尘，以免灰尘飞扬。

（2）铺的用物应经常清洗和晾晒

老年人起床后床铺要整理清爽，先将被褥里面向上翻摊开，晾30分钟后再折叠，以便被里上的汗液蒸发。床单扫净、铺平，使其无皱褶。被单要经常更换、清洗，对有大小便失禁的老年人，应随时更换脏被单。

老年人的被褥要经常晾晒，晾晒时应放在阳光充足的地方，被褥要摊开，每隔2小时翻动一次，每次至少晒6小时，可起到消毒的作用。

6. 老年人室内外环境要求的安全设施

老年人容易发生跌倒事故，所以在老年人活动的场所要安装安全设施。

（1）安装扶手

在走廊、厕所、楼梯边上、浴室等老年人经常活动的地方，要装上固定的扶手，扶手要稳定、牢固。

（2）门口地面不要有门槛

门槛容易使老年人在行走时被绊倒，因此，在老年人出入经过的房间门口、过厅、走廊等处不要设门槛，在有门槛处垫一块有倾斜度的木板，形成斜坡，而且木板应固定好，不可滑动，以便老年人行走。

（3）台阶的终止处要涂上颜色标记

台阶的边缘要装防滑带，房间门口和楼梯台阶的终止处或踏步边缘处，要涂上不同的颜色或标上安全符号，以便老年人行走时能够辨认，因为相同的颜色不容易分辨，可能会造成老年人踩空而扭伤或跌倒。

（4）阳台栏杆扶手不宜过低

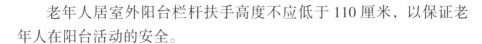

老年人居室外阳台栏杆扶手高度不应低于110厘米，以保证老年人在阳台活动的安全。

（5）浴室要有防滑措施

浴室的地面和浴盆都应设有防滑垫，以防老年人沐浴时滑倒。

（6）浴室、卫生间的门要向外开

当老年人在卫生间内突然发生意外时，医务人员和照护人员应能及时、方便地进入，使老年人得到及时救护。

7.布置与色调

老年人居住的室内与走廊、庭院内可以种植一些花草、树木。美丽清新的环境有利于老年人身心健康。老年人居住环境的布置力求简单实用，便于清扫和消毒。

房间窗帘的色彩可根据老年人的喜好选择欢快、庄重、淡雅的图案。室内家具的颜色采用老年人喜欢的色调，室内放置一定数量的装饰品和花卉。老年人房间的装饰、摆设，依老年人的喜好安排，如老年人的桌上可放置家人的照片、日历以及老年人喜欢看的东西。老年人使用的物品每天要进行整理，摆放整齐、美观，并便于老年人拿取使用。

居室的色调可根据老年人的爱好和居室的功能选择。红色使人兴奋，蓝色和绿色使人镇静，黄色和黄绿色使人感到舒适，青色和绿色对人的眼睛最有利，黄色和橘黄色可以刺激食欲。但是居室内无论选用哪种颜色，同一房间的布置以不超过两种颜色为宜。

照护小贴士

味觉与色彩的关系

1. 甜味。黄色，一般都给人温馨的感觉。

2. 辣味。红色，热烈、火爆，看一眼，都让人产生热乎乎的感觉。

3. 香味。不同的颜色可以体现不同的香型，如玉兰香等。

4. 清淡。白色会让人们在炎热的夏天，产生一丝凉意。

第二节　居室装修

一、客厅装修

客厅是老年人每天都要去的地方，如果地面湿滑则容易跌倒。因此，客厅的设计、装修、布置是非常重要的。

1. 色彩

客厅的色彩适合用明朗轻快的色调，橙色系列的颜色能带给人们一种温馨的感觉。

2. 家具

老年人居住的客厅应尽量宽敞，家具最好都靠边放，这样可以留出更多的空间行走和活动。给用轮椅的老年人至少留出直径为 1.5 米的空间。

家具以老年人身高的一半为宜。家具的高度不宜太高，也不宜太低，要固定稳当，以方便他们随时手扶。茶几不宜太低，避免老年人在站立取东西时过度弯腰。

椅子腿不能是向外支出的，椅脚之间的距离不能宽过椅面，因为往外支的设计容易绊到老年人。沙发要选择座位面稍硬一些的，旁边必须有扶手，方便起坐；靠背要略高一点，对老年人腰背好。

3. 地面

地面尽量不要用地毯。如果选择木地板，就要用软且弹性较好的；如果是地砖，一定要防滑的，拖完地等地板表面的水干后再踩。地毯由于有缝隙，且不易打扫，容易积蓄灰尘、滋生细菌，再加上地毯的角边会卷起，容易绊脚，所以不太适合老年人的客厅。地板上不要放零碎的东西，容易绊倒老年人。

4. 电器

电器插座放置高一点。最好摆到老年人稍一弯腰就可以够着的地方，可以减少弯腰的幅度。

节能顶灯亮一点。客厅的顶灯最好选择亮一点的节能灯，不要选择射灯。一是射灯容易对老年人眼睛造成刺激；二是射灯照不到室内的所有角度，会给老年人生活带来不便。

此外，电视不要迎光摆放，容易伤害眼睛；窗帘不仅要挡风、保暖，还要遮光好。

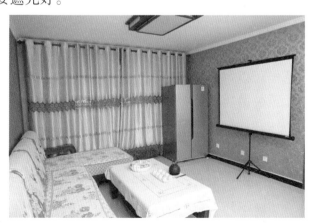

二、厨房装修

1. 储物空间要大

自己做饭的老年人，一般喜欢储备粮食，购买各种米面、豆类、调料等，不仅为了心理上有安全感，而且能减少购买和搬运的次数。所以在厨房中必须留有利于储存粮食的阴凉通风、防虫防潮的较大空间，且这个空间要设置在离灶台火源较远的地

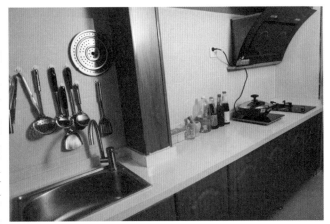

方。老年人不爱扔东西，还要给他们预留出地方，存放各种舍不得淘汰的电器杂物。

2. 操作幅度要小

老年人行动能力较差，操作台面的高度要掌握两个原则：一是站着操作不用弯腰，二是坐着操作能够得着。年轻人适用的厨房台面和吊柜的高度、深度不一定适合老年人。要根据家中老年人的身高定制适宜尺寸的台面和橱柜，避免老年人拿取物品时困难费力。设计中部吊柜时进深勿大，要让老年人不踮脚就能取到放在最里面的物品。水池旁是垃圾产量最大的地方，要设置随手就能够到的垃圾桶备用。

3. 家用电器要简单

现代化的家电用品科技含量越来越高，有些带电脑控制的家电需认真阅读说明书，才能看懂其复杂的选项和功能。日常操作中，老年人多数只需要一些最基本的简单功能，易操作、控制面板大而简洁的小家电最好。

4. 所有设施要易清洗

老年人体力减弱，一般都不喜欢不容易清洁的东西。所以抽油烟机要选免拆洗、易除污的。墙砖不要选那种糙面复古砖，砖与砖间缝很大的铺法不适合老年人厨房，时间长了，白色的勾缝剂被油烟熏黑很难处理。橱柜门避免饰面复杂，光洁、平整、易擦洗就好。地砖颜色太深或太浅都容易显脏，当然防滑更是首要考虑的。

三、卧室装修

1. 居室窗帘

老年人房间的窗帘布置，要从三个方面考虑。一是窗帘的质地，二是窗帘的颜色和花纹，三是窗帘的款式。

通常来说，双层的窗帘更适合老年人。一层轻薄的纱帘，可以在白天拉上，适当调节室内亮度，使老年人的眼睛免受强光刺激。另一层用棉质厚布帘，透气性较好，并能保证一定的保暖性，特别是晚上，可以避免老年人受凉。同时，厚重的窗帘能营造静谧环境，有利于睡眠。

由于老年人的眼睛不像年轻人那么敏锐，怕刺激，窗帘的颜色不能太暗也不能太亮。比如，黑色的太暗，容易使居室看起来阴暗，

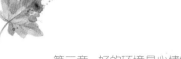

影响老年人情绪；白色和红色的太亮，容易晃到眼睛。

窗帘的花纹，以简洁清晰为主。普遍认为，花纹最好是条纹状的、素雅的、深浅颜色相互搭配的，不要选用那些花哨的、花纹弯曲度太大或过于复杂的窗帘，容易导致老年人眼花。

2. 深浅搭配的颜色

身体健康状况的衰退会导致一些老年人出现常见疾病如心脑血管老化、视觉系统老化等，决定了老年人喜爱宁静、整洁、安逸、柔和的居室环境，所以老年人不宜使用过于鲜艳、刺激的颜色。鲜艳、刺激的颜色对于老年人衰退的视觉系统是一种负担，更会造成一种紧张情绪，不利于休息调养。应根据老年人的生理和心理特点，选用一些朴素而深沉、高雅而宁静的色彩，如米白、浅灰、浅蓝、浅棕、深褐的色调来调节平衡。

一般，老年人都有一种追忆往事的怀旧情结，可以在浅白的基调下，局部搭配一些怀旧的深棕色，既保持优雅的怀旧配色，又使色彩在对比中更显柔和。再通过摆设植物，让清新的绿色与怀旧的深棕色对比，使格调更加优雅。

3. 材质

室内避免采用反光性强的材料，以减少炫光对老年人眼睛的刺激。

地面材料应注意防滑，采用木质或塑胶材料为佳；局部地毯边缘翘起会造成对老年人行走和轮椅的干扰。应避免使用有强烈凹凸花纹的地面材料，因为这种材料往往会令老年人产生视觉上的错觉。

对于痴呆老年人来说，各方面的判断能力退化严重。室内地面材质或色彩的变化，往往造成判断高低深浅方面的困难，如误认为地面上有高差，从而影响其正常行走，所以地面材料应尽量统一。

墙面不要选择过于粗糙或坚硬的材料，阳角部位最好处理成圆角或用弹性材料做护角，避免对老年人身体的磕碰。如果在室内需要使用轮椅，距地 20 ~ 30 厘米高度范围内应作墙面及转角的防撞处理。

4. 居室格局

　　老年人的居室格局应充分考虑其身体条件，充分满足老年人起卧方便的要求。

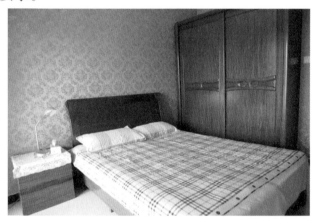

　　老年人卧室光线除自然采光外，主要靠灯具来调节。一般来讲，光线应适度，既不可过于明亮，也不可过于晦暗，以柔和为最好。

5. 灯具

　　老年人房间的灯饰安装尤其应该慎重，颜色宜为暖色，而且根据需要可装多盏灯。在老年人的房间最好不要挂大灯，因为老年人习惯起夜，如果在半夜突然遇到特别刺眼的灯光，会影响到他们的睡眠。因此，建议老年人的房间应使用间接光，尽量避免光线直射眼睛。

　　有些老年人喜欢躺在床上看书，所以床头灯应该稍微亮点，最好使用装有调节开关的灯，看书时可以调亮点，看电视时则可以调

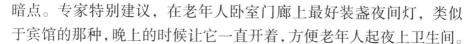

暗点。专家特别建议，在老年人卧室门廊上最好装盏夜间灯，类似于宾馆的那种，晚上的时候让它一直开着，方便老年人起夜上卫生间。

　　老年人房间灯光应该选择偏暖色的，这会让房间变得很温馨；光源不要太复杂，因为五光十色的彩灯，不仅会导致老年人眼花、摔倒，还容易导致老年人突发心脑血管疾病；明暗对比强烈或颜色过于明艳的灯也不适合老年人，因为这很容易引起老年人情绪的波动，进而刺激脑神经。

第三节　选择家具

一、家具购置

如何购买适合老年人的家具，让他们更加健康快乐地生活呢？不同年龄段的人，对居室环境的要求是不同的，对家具的要求更不相同。其中尤其以儿童和老年人最为明显。老年人的家具配置讲究简单、实用，并且要尽量靠墙摆放，不要经常更换位置。老年人的腿脚多有不便，一些有棱角的家具尽可能不用，以免碰伤老年人。老年人不宜爬高或躬身，所以那些高过头的顶柜或带有低于膝盖的抽屉的家具最好不要购买。

1. 沙发

（1）不能太低

市场上低沙发越来越多，它们虽然时髦，却并不适合老年人。座面过低，老年人大腿的受力面减小，会感到酸痛。坐在低沙发上时，重心偏低，老年人在站起时会感到特别费劲，更容易因重心不稳而跌倒。沙发座面

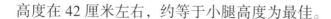

高度在 42 厘米左右，约等于小腿高度为最佳。

（2）不能太宽

座面太宽，老年人腰部就会远离沙发后背，缺少支撑，导致腰背疼痛。沙发座前宽约 48 厘米，座面深度在 48 ~ 60 厘米是最佳尺寸。

（3）不能太软

沙发过于柔软，老年人重心的支撑就不稳定，就会有意无意地挪动身躯，寻求身体新的平衡与稳定，因而长时间坐软沙发会让人感到腰酸背痛，疲倦乏力。同时，坐在软沙发上，难以保持脊柱正常的生理弧度，时间长了，会使背部肌肉紧张，诱发或加重腰痛。

（4）角度要大

背倾角、坐倾角过小，会使腹部受到挤压，影响消化系统。同时，脊柱形态由正常 S 形严重变形为内凹形，从而造成椎间盘压力分布不均匀，对老年人腰椎不利。因此，老年人选沙发，应选背倾角、坐倾角偏大的，以 125°~135° 为佳。此时，老年人靠在沙发上有半躺的感觉。

需要提醒的是，坐姿不当或长时间久坐，都会使肌肉组织受到异于平时的压力，可能会造成骨胶原过量生长，引起肌肉疼痛。因此，无论是哪种沙发，老年人都不宜坐超过 1 小时，更不能把沙发当床。

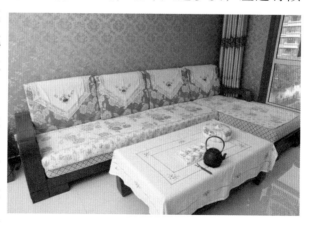
沙发

2. 椅子

首先，老年人一定要选有靠背的椅子，不要坐凳子。因为坐凳子时，需要自然弯腰坐着，或直腰坐着，这两种情况都要求腰椎周围的肌肉与韧带保持紧张状态，久坐后易导致腰椎周围软组织劳损。老年人的腰背肌肉、韧带弹性及耐力较差，有不同程度的退变或损伤，显然不适合坐凳子，尤其是太低的凳子。当然，光有靠背也不够，最好还要靠背高些，能支撑住老年人的头部和肩膀，并且要有扶手。

其次，椅子的高度要和膝盖以下腿部高度相当，即坐着的时候，脚正好可以平放在地上。

再次，椅子的重量要适宜，太轻的话，很难保持一定的稳定性。

最后，避免用带滑轮的转椅，因为坐在转椅上，腰部需要使劲维持椅子的稳定，易引起疲劳。

此外，还有许多老年人由于疾病和体力的原因，需要使用轮椅代步。这轮椅的选择也是有讲究的。

（1）座高

与普通木椅的高度相同，坐着的时候脚能平放在地面上。

（2）座宽

比臀部最宽处多5厘米。

（3）座深

坐下时，小腿不能碰到垫子前缘，最好要有5厘米的空隙，以免压迫膝后的血管神经。

（4）臂架高度

要比坐下时肘下缘到椅面的距离再高2～3厘米。

（5）靠背高度

不同于普通木椅，轮椅的靠背高度较低，一般以坐下时腋窝到椅面的距离减去 10 厘米为宜。因为靠背较低时，可使躯干有较大的活动范围，但躯干平衡控制不好的老年人，还是应该选择高靠背的。

（6）脚托高度

坐下后先降低脚托，当足跟刚好离开它们时，再上抬 1.3~1.5 厘米即可。脚托过高会使负荷过多集中在臀部，容易引起褥疮。但过低也不行，至少要离开地面 5 厘米，以保证行驶时的安全。

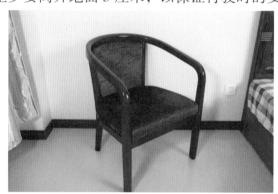

椅子

3. 桌子

老年人使用的桌子，既不能过高，也不能太低。桌子过高容易导致老年人出现肌肉疲劳、脊柱侧弯、视力下降等不适。桌子过低则会使老年人感到书写不适、肩部疲劳、胸闷、起坐吃力等。

书桌对读书的老年人来说是生活中不可或缺的，一张舒适的书桌、一杯清茶，可以帮助老年人怡情养性。老年人可根据自己的习惯，选用不同的书桌，如两屉桌、三屉桌、一头沉、两头沉，甚至配上电脑桌皆可，总之依老年人自己的需要配置不同的书桌，舒适、实用即可。

（1）桌子材质的选择

现在家具市场的桌子材质主要分两大类：一类是实木的；另一类是复合材料的，如高密度板、实木颗粒压缩板等。桌子好坏的关键，一是环保是否达标，二是高低是否适合使用者的身体高度。

（2）桌面冬夏冷暖要适宜

随着时代的进步，现在冬夏的室内温度可以调节得相对稳定，所以桌子表面的温度也相对稳定。但为了给老年人更好的照护，还是要关注桌子表面的温度，尤其是冬天，如老年人使用的桌子表面是石材或玻璃的，不妨铺上一层棉织物，以防上肢受凉而导致肘、腕、指关节疼痛。

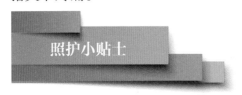

照护小贴士

书桌摆放的位置

书桌的摆放，要根据具体的房屋及个人的喜好及习惯来定，没有固定的模式，但在书桌的摆放中有几点应注意：

1. 书桌最好向明而设，偏东、偏西均可，这样老年人看书时光线好。

2. 书桌不要正对着门摆放，正对着门有风，容易使老年人感受风邪。

3. 书桌不宜正对着窗户，因为光线过于强烈，对老年人眼睛会产生刺激。

4. 书桌不宜放在室中央，这种位置会使老年人在心理上产生四面不靠的不良感觉。

4. 床

老年人睡的床应该设计得低一些，这样方便老年人的起卧。

许多子女喜欢给老年人买柔软的床垫，认为这样会让老年人觉得更加舒适。但老年人睡在这样的软床上，却常常感到很累，甚至腰酸背痛。其实，老年人的床，还是"硬"些更好。这是因为老年人的腰椎功能会随着年龄的增长而退化，出现腰肌劳损、腰椎间盘突出、腰腿痛等病症。老年人经过一天的坐、立之后，如果在夜间睡觉时仍然不能让腰部得到休息，那么，腰部病情会更加严重。为了让老年人的腰部得到有效休息，最简便易行的方法就是要睡有一定硬度的床。当患上腰部疾病时，卧床休息尤其是卧硬板床休息，可消除负重和体重对椎间盘的压力，使症状缓解。

对于腰椎间盘老化的患者来说，睡硬板床更有意义：80%的患者经非手术治疗能明显缓解症状；如果睡在过于柔软的床上，人体体重的压迫会使床形成中间低、周围高的情况，进而影响腰椎正常的生理屈度，造成腰部肌肉、韧带的收缩、紧张及痉挛，加重症状。

此外，除了保护腰部，睡硬板床对于患有心脏病的老年人来说也很重要。一般，心脏病猝死的抢救主要在现场，如果能及时抢救常可转危为安，而心脏按压的抢救手法必须在硬板上进行，所以心脏病老年人最好睡硬板床。

睡硬板床并不是说一定要睡硬木板床，有些老年人由于骨质疏松导致脊柱变形，这种情况就不能睡硬板床了。专家建议，

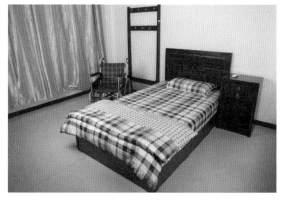

● 适合老年人使用的床

适合老年人的床具应该是使人体在仰卧位时保持腰椎正常的生理前凸，侧卧时保持腰椎不侧弯，所以只要是具备一定硬度的床垫就可以了。

天气的冷暖是随着季节的变化而变化的，但床不可能随着季节经常移动，那么如何来解决床的冷暖问题呢？

对于我国绝大多数地方来说，床上基本都是用褥子或床垫，因此，依季节的变化，褥子或床垫的厚薄就显得十分重要。天热可用薄一点的褥子或薄床垫，也可在上面再铺席子；天冷则用厚褥子或厚床垫，也可在上面加用电热毯，或用暖水袋等。

二、家居摆放

1. 成品家具必须使用紧固件固定，避免家具倾倒发生意外。

2. 家具避免出现尖角或突起。

3. 家具应靠墙有序摆放，避免视力不佳的老年人发生磕碰或摔倒的意外。

4. 客厅的沙发一侧可预留出可供轮椅摆放的空间，至少保证在80厘米 × 120厘米以上。

5. 餐桌最好短边靠墙或餐桌居中摆放，老年人就座位置可在厨房的对面，避免和端菜线路重合发生意外。

6. 家具颜色使用对比色，照顾视力不佳的老年人或在昏暗的光线下使用。

7. 老年人使用的桌子、洗脸盆柜等家具，尽量高出常规尺寸，避免老年人弯腰使用。

8. 桌子、柜子类家具的深度不超过 45 厘米，窗子前方避免放超过 20 厘米厚的家具，避免老年人探身造成摔倒。

9. 晾衣架摇杆安装高度不超过 120 厘米。

10. 厨房吊柜或其他吊柜下沿距地面尺寸应降低至 120 ~ 140 厘米，或使用可以下拉的。

第四节　家庭环境改造

一、墙面及地面

老年人住宅墙面应采用即使擦着身体也很难擦伤的墙面材料。墙体阳角部位宜做成圆角或切角，且在180厘米高度以下做与墙体粉刷齐平的护角。墙体如有突出部位，应避免使用粗糙的饰面材料，可使用带有缓冲性的发泡墙纸等可减轻撞击力的墙面材料。

地面应平坦，没有高差，特别是一个踏步的高差，不可设门槛等障碍物，因为老年人容易丧失平衡感觉，有这种高差时，老年人容易摔倒，且不便轮椅通行。

二、门及走廊

户内所有的门，包括厨房、卫生间、阳台的门净宽（通行宽度）均不应少于80厘米，以保证轮椅的通过。

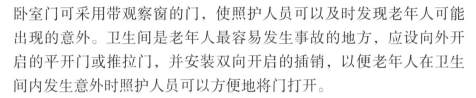

卧室门可采用带观察窗的门，使照护人员可以及时发现老年人可能出现的意外。卫生间是老年人最容易发生事故的地方，应设向外开启的平开门或推拉门，并安装双向开启的插销，以便老年人在卫生间内发生意外时照护人员可以方便地将门打开。

给老年人居住的房子，一定要选择门和走廊较宽的，这样方便行动不便的老年人使用辅助器具进行活动。一般情况下，门宽应在80厘米以上，走廊宽度最好是在90厘米以上。另外，走廊上最好不要放置家具，以免妨碍老年人活动。

三、扶手

1. 马桶边扶手

马桶边的扶手是老年人最常用到的扶手之一。马桶边的扶手高度应与老年人坐下后的肩膀高度相近，并安装在马桶斜前方老年人可以轻松够到的位置。在形状方面，扶手应该以具有防滑性能的圆柱形为佳，要注意安装的牢固度。

2. 淋浴房内扶手

老年人在淋浴时比较容易产生滑倒的现象，所以建议在淋浴房内的墙面上为老年人安装一两个扶手。淋浴房内的扶手高度应在老年人的腰部或胸部左右，注意最好使用圆润的造型与坚固防锈的金属材料为好。

3. 卧室扶手

除了上述两点，为老年人设置扶手还应该关注一下卧室的位置。通过设置高度恰当、安装牢固的起身扶手可以大大方便老年人日常起居的舒适性与便利度。另外，对于一些错层建筑的上下楼梯边也应带有立式扶手的设置才好。

四、厨房

1. 地面

厨房地面要铺装防滑地砖，并且铺装时要注意保持与地面一定的倾斜度，避免地面积水。必要时地砖上要铺设橡胶的防滑垫，以增加摩擦力。日常生活中经常擦拭地面，要注意保持地面干燥，避免湿滑。

2. 洗菜池

洗菜池前面是最容易变得湿滑的地方，因此，要选用宽大的洗菜池，控制水龙头水流的流速，尽量避免水和菜汁的溅出。洗菜池面板的外缘应向上翘起，避免面板上的水和油流到地面，平时应多擦拭面板，保持清洁。

3. 吊柜和橱柜

不提倡让老年人使用吊柜，老年人平衡能力下降，踩凳子登高时容易摔倒。老年人下蹲困难，因此，老年人生活中的必需品不要放在低于膝关节水平的抽屉中。

4. 厨凳

最好在厨房放一个稳固、宽大、高度合适的厨凳，老年人做饭累了可以临时休息一下。厨凳的高度要高于 50 厘米，老年人起坐比较方便。

老年人用火易发生危险，所以应选择无须明火的烹饪工具。此外，老年人很容易忘记关掉煤气开关，因此，家中最好安装煤气漏气警报器或火灾警报器，以防发生意外而使老年人受到伤害。

五、卫生间

1. 扶手

老年人的卫生间装修时，扶手是贴心的设计。老年人上了岁数会遇到各种各样的尴尬，腿疼、脚疼行走不便时，扶着把手不用麻烦别人。

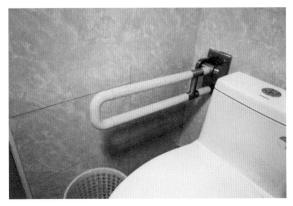

● 卫生间扶手

2. 卫浴产品的选择

老年人的卫生间装修时，不要选择方形棱角的卫浴产品。圆角和方角相比，发生磕碰事故时，前者的受伤程度较低。

3. 照明

老年人的卫生间装修时，灯光要明亮。年轻人多喜欢用昏暗朦胧的灯光渲染浪漫温馨的气氛，切不可把这样的想法运用在老年人的住处。人一旦上了年纪，各项生理机能都在退化，视力下降，花

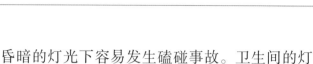

眼的度数越来越高，昏暗的灯光下容易发生磕碰事故。卫生间的灯光要明亮但又不能太刺眼，这样老年人在如厕时尤其是半夜睡得迷迷糊糊时才能看得清楚。

4. 地面

老年人的卫生间装修时，防滑地砖和地垫是必需品。卫生间中有洗漱的面盆，有冲水的马桶，有洗澡的浴缸，是家中最集中用水的地方。老年人本身腿脚不便，地上留有水渍必然增加滑倒的危险。防滑地砖正面有褶皱条纹或凹凸点，可以增加地板砖面与人体脚底或鞋底的摩擦力，防止打滑摔倒。在面盆和浴缸附近放置防滑地垫，可进一步起到防滑效果。

5. 门锁

为了防止老年人在卫生间晕倒等意外情况，照护人员可以更换门锁，使门外的人也可以打开卫生间的门。

第五节　居家绿化

据测定，一个标准房间内如放置 10 株中等大小的绿色植物，其负氧离子数目会增加 2 ~ 2.5 倍。负氧离子丰富会使人感觉空气清新、心情愉悦。

一、居室绿植的选择

我国常用于居室绿化的植物有 300 余种，绿化材料极为丰富。不过在选择室内绿植时也要遵循一定的原则。

1. 由老年人的职业、情趣、爱好等各方面条件决定

因居室受各方面条件限制，选择植物时首先要考虑哪些植物能够在老年人居室环境里找到生存空间，如光照、温湿度、通风条件等。

2. 以耐阴植物为主

因居室内一般是封闭的空间，选择植物最好以耐阴观叶植物或半阴生植物为主。东西向居室养文竹、万年青、旱伞；北面居室养龟背竹、棕竹、虎尾兰、印度橡皮树等。

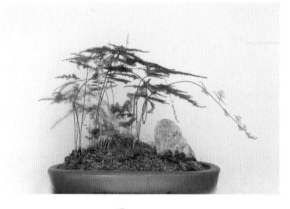

● 文竹

3. 注意避开有害品种

玉丁香久闻会引起烦闷气喘，影响记忆力；夜来香夜间会排出废气使高血压、心脏病患者感到郁闷；郁金香含毒碱，连续接触两个小时以上会头昏；含羞草有羞碱，经常接触会引起毛发脱落；松柏可影响食欲。在选择绿化植物时要注意避开有害品种。

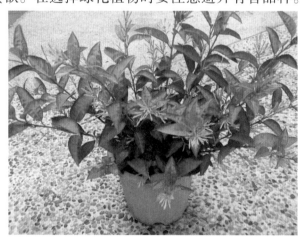

● 夜来香

4. 比例适度

绿植要与居室内空间高度及阔度成比例，过大过小都会影响美感。一般来说，居室内绿化面积最多不得超过居室面积的 10%，这样室内才有一种扩大感，否则会使人觉得空间小而受压抑。

5. 植物色彩与室内环境相和谐

一般来说最好用对比的手法，如背景为亮色调或浅色调，选择植物时应以深沉的观叶植物或鲜丽的花卉为好，这样能突出立体感。

6. 兼顾植物的性格特征

蕨类植物的羽状叶给人亲切感；紫鹅绒质地使人温柔；铁海棠则展现出钢硬多刺的茎干，使人避而远之；竹造型体现坚韧不拔的性格；兰花有居静芳香、高风脱俗的性格。植物的气质与老年人的性格和居室内气氛应相互协调。

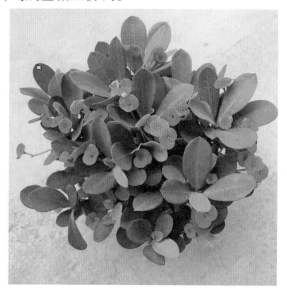

🔘 铁海棠

二、居室绿植的配置

室内植物不仅是家庭中的摆设和装饰，合理的配置还能够美化环境、陶冶情操。室内植物的合理配置与选择在现代都市家庭生活中显得尤为重要。室内绿化植物可以吸收二氧化碳、释放氧气，净化空气和环境。室内装饰植物同工艺品相比，更赋予环境生机和动感。但由于不同房间的面积大小、用途各不相同，因此，在布置时也有区别。

1. 客厅

在客厅摆放植物，可以制造氧气、美化环境，还可以营造生机勃勃的气氛。客厅的植物不必强求四季鲜花，但必须常绿常青，最好选择叶子阔大厚实、生命力强的花卉，如富贵竹、发财树、蓬莱松、罗汉松、七叶莲、棕竹、君子兰、兰花、仙客来、柑橘、巢蕨、龙血树等。客厅摆放的植物不宜过多，不然影响情趣爱好的表达，也显得杂乱且不好管理。

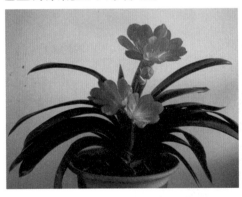

● 君子兰

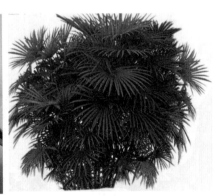

● 棕竹

2. 餐厅

餐厅是一家人每日聚在一起吃饭的重要地方，因此应当选用一

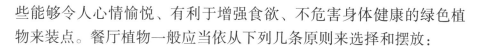

些能够令人心情愉悦、有利于增强食欲、不危害身体健康的绿色植物来装点。餐厅植物一般应当依从下列几条原则来选择和摆放：

对花卉的颜色变化和对比应适当给予关注，以增强食欲、增加欢乐的气氛，春兰、秋菊、秋海棠等都是比较适宜的花卉。

餐桌是餐厅摆放植物的重点地方，餐桌上的花草固然应考虑视觉美感，但也注意尽量不摆放易落叶和花粉多的花草，如羊齿类、百合等。

餐厅跟厨房一样，需要保持清洁，因此在这里摆放的植物最好也用无菌的培养土来种植，有毒的花草或能散发出有毒气体的花草则不要摆放，如郁金香、含羞草等，以免伤害身体。

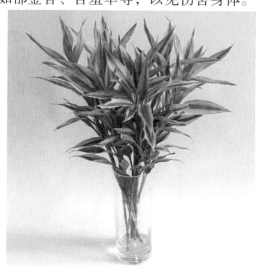

● 富贵竹

3. 书房

书房内的花，要力求简洁，宜以观叶植物为主，点缀以芳香的盆花。以空间较大的书房绿装饰为例：写字台上可放置 1 盆小型精致的观叶植物，如文竹、粉黛叶、唐蔓蒲、虎尾兰等，但不宜过多、过乱；窗台上可放置稍大一点的兰花、虎尾兰、君子兰等花卉，外面可加套干净的浅色塑料盆或柳、竹编花篮，显得朴素大方。

可点缀几小盆极耐干旱、外形奇异、富有色彩变化的仙人掌类植物，以活跃书房的气氛。在贴嵌于墙壁的书架上，一侧可放置小巧玲珑的松柏盆景，另一侧搁放枝条柔软下垂的观叶植物，如常春藤、吊兰、吊竹梅等，给书房注入一些生动活泼的气息。

在靠近墙壁的地面上，可对称搁放一盆稍大型观叶植物，品种可选择龙血树、橡皮树、发财树、棕竹、绿萝等，用以提高房间内的绿化程度。

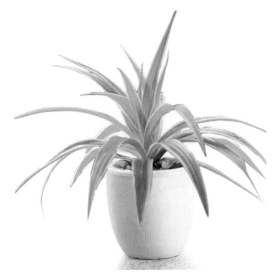

吊兰

4. 卧室

卧室与居室中其他的房间有一个明显的不同，就是人们晚上待的时间比较长，而白天则很短，因此要求摆放晚上能吸收二氧化碳并呼出新鲜氧气的植物，如龙舌兰、虎尾兰、吊兰、紫藤等。除了保证充足的氧气外，卧室内的植物还要能杀菌除尘，为人们提供一

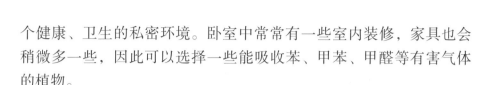

个健康、卫生的私密环境。卧室中常常有一些室内装修，家具也会稍微多一些，因此可以选择一些能吸收苯、甲苯、甲醛等有害气体的植物。

当然卧室也不宜摆放太多的植物，毕竟植物要通过吸入氧气进行光合作用，这会影响人们摄入氧气。此外，虽然有些带刺的植物吸收废气、呼出氧气能力比较强，但是有老年人的家庭还是要尽量避免选择这类植物，以免被扎伤。

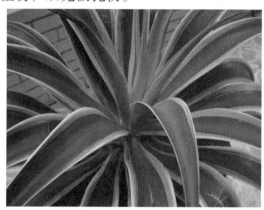

◉ 龙舌兰

5. 阳台

很多老年人喜欢营造小型山水景观或种植花草树木，使阳台成为一个可供家人休闲小憩的小花园。在阳台营造小型山水景观，要大小适中、美观实用，在方位的选择上既要突出主人的情趣，又要适宜植物的生长和观赏者的感受。在阳台摆放植物也不是一件简单的事情，并非随便挑选一些室内植物摆放在阳台就万事大吉。

针对雾霾天气造成的空气污染，在阳台上可选择常春藤、吊兰、橡皮树、龟背竹、长春蔓、散尾葵、铁树、绿萝等植物，这些植物都是天然的除尘器，它们可以清除空气中的甲醛、二氧化碳、二氧化硫、一氧化碳、氯气、乙烯等有害气体。

从观赏的角度出发，可在阳台上摆放君子兰、菊花、四季海棠、山茶、茉莉、杜鹃、南天竹、佛手、金橘、四季橘等植物。

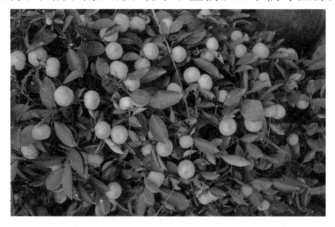

金橘

第四章
防患于未然

第一节　莫让危险入家门

一、装修清扫需注意

保障居住环境的安全，需要注意不要过度整理已使用习惯的家具和物品，另外，也要注意避免家庭内事故的发生，营造不妨碍老年人行动的安全环境。

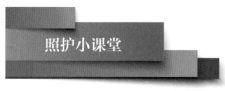

照护小课堂

——居室环境要求

起居室、卧室	尽量避免台阶。
	两层住宅尽量将起居室和老年人卧室安排在同一层。
	老年人所穿拖鞋大小要合适。
	地板使用防滑材质。
	老年人活动范围内的地面上不要出现杂物。

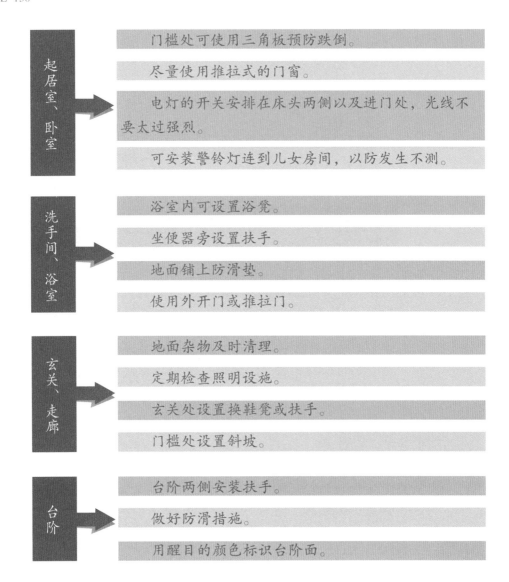

起居室、卧室
- 门槛处可使用三角板预防跌倒。
- 尽量使用推拉式的门窗。
- 电灯的开关安排在床头两侧以及进门处，光线不要太过强烈。
- 可安装警铃灯连到儿女房间，以防发生不测。

洗手间、浴室
- 浴室内可设置浴凳。
- 坐便器旁设置扶手。
- 地面铺上防滑垫。
- 使用外开门或推拉门。

玄关、走廊
- 地面杂物及时清理。
- 定期检查照明设施。
- 玄关处设置换鞋凳或扶手。
- 门槛处设置斜坡。

台阶
- 台阶两侧安装扶手。
- 做好防滑措施。
- 用醒目的颜色标识台阶面。

二、辐射污染请远离

1. 家用电器

（1）电磁辐射强度不高的家电

电磁辐射强度不高的家电包括洗衣机、电冰箱、空调、搅拌器、电饭锅、电熨斗等。一般情况下，这些家电的额定功率在 50 赫兹左右，即便离人近一点，也没关系。不过，在使用下面这些家电时要注意方法，否则，使用方法不当，也会损害健康。

使用电吹风时，应和头部保持垂直，且距离保持在 15 厘米以上，不然使用时间长了，容易烫伤头皮。电熨斗最好加热到一定温度时再使用它，而不要一边加热一边用它熨衣服。

手机的发射站比较密集，手机的发射功率和电磁辐射强度都比以前降低了不少，但是仍要注意：接电话时最好使用耳机；手机在未接通、接通瞬间及充电时，释放的电磁辐射量是平时的几倍甚至数百倍，因此最好在手机铃声响过一两秒后，再接听电话，避免在手机充电时接听电话。

（2）需要保持 20 ~ 50 厘米距离的家电

电磁炉的固定功率是 30 ~ 50 赫兹，它的电磁辐射强度相对较大，除了建议购买磁感强度比较低的知名品牌的电磁炉以外，在炒菜时切记不要紧挨着电磁炉，尽量和它保持 20 厘米以上的距离。

如果购买电视机、电脑，建议选择电磁辐射强度较小的液晶电视和笔记本电脑。使用液晶电视时，应与其保持半米以上的距离；使用笔记本电脑时，应和它保持 10 ~ 20 厘米的距离；使用台式电脑时，不宜敞开机箱使用，因为主机的后面和侧面的电磁辐射强度较大。

（3）需要保持 70 厘米以上距离的家电

需要保持 70 厘米以上距离的家电有加湿器、吸尘器等。这些电器在使用时，应远离人体。实验表明，人与吸尘器保持 70 厘米以上的距离，与加湿器保持 1 米以上的距离，所遭受的电磁辐射损害最小。

照护小贴士

使用电器时的注意事项

1. 避免长时间操作。

2. 不要让电器经常处于待机状态。

3. 显示屏产生的辐射会导致皮肤干燥，甚至是皮肤癌。

4. 在使用电脑后，应及时洗脸洗手。

5. 可通过日常饮食来增强机体抵抗电磁辐射的能力。

6. 可通过布置绿植来减弱电磁辐射对人体的影响。

2. 居家装修

居民家装使用的天然装饰石材中，有一部分具有放射性污染，而且由工业废渣制成的煤灰砖、矿渣砖等建筑材料，也存在不少放射性超标的现象。因此，在选择新的住所之前，要全面彻底地做辐射检查，尽量避免生活在不健康的环境中。如果已经无法改变住所，则应尽量测出辐射最强的是哪里，加以屏蔽或调整家具位置，使老年人远离辐射材料，减少受到辐射的时间。

三、如何应对灾害

1. 火灾

（1）预防

加强安全措施，消除火险隐患。居住环境要清洁整齐，不要堆

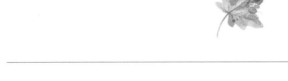

放许多易燃物，尤其是门口、窗台两侧及楼道，如堆满杂物，既易引发火灾，也阻碍发生火灾时人员的撤离。

注意用火安全，无论是使用燃气、煤、电、油、柴草、沼气等燃料做饭或取暖时都应如此。用火时人不应离开，用火完毕要关掉气源、灭掉柴灰、封好炉子。用油锅炒菜或炸食品时，火不能烧得太旺。用火炉取暖或烤衣物时，要防止打翻或引燃。

安全使用家用电器。选购安全合格的家用电器和电器配件（插座、电线、开关等）。使用电器时人不能离开（如使用电熨斗时人若离开，极易造成温度过高而引燃衣物），使用完毕要拔掉电源插头。

家庭中要配备小型灭火器，可放在厨房或房间里。要知道正确报告火警的方法，全国统一的火警电话为119。报火警时要说明火灾发生的地点、时间、单位、火势大小，并说明自己的姓名、住址，然后到街口或最近的路口等候引导消防车。

（2）逃生

1　火灾袭来时要迅速逃生，不要贪恋财物。

2　平时要了解掌握火灾逃生的基本方法，熟悉几条逃生路线。

3　受到火势威胁时，要当机立断披上浸湿的衣物、被褥等向安全出口方向冲出去。

4　炉灶附近不放置可燃易燃物品，炉灰完全熄灭后再倾倒，草垛要远离房屋。穿过浓烟逃生时，要尽量使身体贴近地面，并用湿毛巾捂住口鼻。

5 身上着火时，千万不要惊慌，可就地打滚或用厚重的衣物压灭火苗。

6 遇火灾不可乘坐电梯，要向安全出口方向逃生。

7 室外着火，门已发烫，千万不要开门，以防大火蹿入室内，要用浸湿的被褥、衣物等堵塞门窗缝，并泼水降温。

8 若所在逃生线路被大火封锁，要立即退回室内，用打手电筒、挥舞衣物、呼叫等方式向窗外发送求救信号，等待救援。

9 千万不要盲目跳楼，可利用疏散楼梯、阳台、落水管等逃生自救。也可把床单、被套撕成条状连成绳索，紧拴在窗框、暖气管、铁栏杆等固定物上，用毛巾、布条等保护手心，顺绳滑下，或下到未着火的楼层脱离险境。

2. 地震

（1）预防

一旦发生地震，就可能使我们的供电、供水、供热系统，交通系统，生活必需品供应系统，信息系统，以及医疗卫生系统遭到某种程度的破坏，影响人民的正常生活，所以，应该制订一个家庭防震计划。

首先要排除室内高处的悬吊物，以及柜子上、木架上垂直摆放的物品，改变其摆放位置和方式，使其不易震倒伤人。同时要清除一切易燃易爆物品。床要搬到离玻璃窗远一些的地方。窗上贴上防碎胶条。防震用具包放在容易抓取的地方。这些物品中包括现金、饮用水、防流感和痢疾等的药品。

（2）逃生

1）躲避。房屋倒塌后形成的三角空间，往往是人们得以幸存的相对安全的避震空间（即大块倒塌体与支撑物构成的空间），比如墙角处，承重墙较多、开间小的房间、卫生间，结实、能掩护身体的物体下（旁）等。

身体应采取的姿势是蹲下或坐下，尽量蜷曲身体，降低身体重心，同时抓住桌腿等身边牢固的物体，以免震时摔倒或因身体失控移位而受伤。注意保护头颈、眼睛，掩住口鼻。

同样属于小开间的厨房因有燃气管道、燃气灶和微波炉等家用电器，其安全性不如卫生间。地震发生时，一定要立即关闭正在使用的取暖炉、燃气灶等，万一失火，应立即灭火。

如果是在北方，在避震时可蹲在暖气旁。暖气的承载力较大，金属管道的网络性结构和弹性不易被撕裂，即使在大幅度晃动时也不易被甩出去；暖气管道通气性好，不容易造成窒息；管道内的存水还可延长存活期。更重要的一点是，被困时可采用击打暖气管道的方式向外界传递信息。

2）逃出。地震具有突发性，使人措手不及，地震开始时，如果正在屋内，切勿试图冲出房屋，这样砸死的可能性极大。权宜之计是躲在坚固的床或桌下，倘若没有坚实的家具，应站在门口，门框多少有点保护作用。应远离窗户，因为窗玻璃可能震碎。

如在室外，不要靠近楼房、树木、电线杆或其他任何可能倒塌的高大建筑物。尽可能远离高大建筑物，跑到空地上去。为免地震时失去平衡，应躺在地上。倘若附近没有空地，可暂时在门口躲避。

切勿躲在地窖、隧道或地下通道内，因为地震产生的碎石瓦砾会填满或堵塞出口。除非它们十分坚固，否则地道等本身也会被震塌。

地震时，木结构的房子容易倾斜而致使房门打不开。所以，不管出不出门，首先打开房门是明智之举。

发生大地震时，搁板上的东西及书架上的书等可能往下掉。这时，保护头部是极其重要的。在紧急情况下可利用身边的棉坐垫、毛毯、枕头等物盖住头部，以免被砸伤。

如在医院住院时碰到地震，钻进床下是最好的策略。这样，可防止从天窗或头顶掉下物品而砸伤。

地震时，不要在道路上奔跑，这时所到之处都是飞泻而下的招牌、门窗等物品。因此，此时到危险场合最好能戴上一顶安全帽之类的东西。

在公共场所遇到地震时，里面的人会因惊恐而导致拥挤，这是由于惊恐的人们找不到逃生出口。这时需要的是镇静，定下心来寻找出口，不要乱跑乱窜。

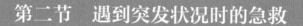

第二节　遇到突发状况时的急救

一、心跳、呼吸骤停急救

对心跳、呼吸骤停者进行应急救护，挽救生命。

1. 准备

准备一：照护人员仪容仪表整洁。

准备二：纱布。

2. 步骤

第一步：轻拍患者肩部呼叫，判断意识。遇无意识者，一边呼救，一边开始急救。

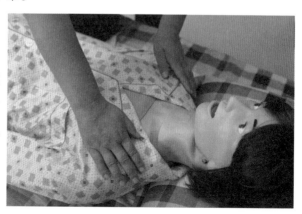

第二步：去枕平卧于硬的平面上，解开衣领、腰带。

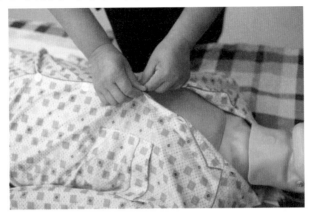

第三步：胸外心脏按压部位为胸骨中下段，两乳头连线与胸骨交界处。

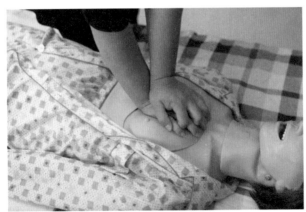

按压手法为一手掌根放在按压部位，另一手压在其手背上，双臂伸直。重心向下，连续规则按压，每次按压后让胸廓彻底恢复。按压深度为至少5厘米，频率为至少100次／分，连续按压30次。

第四步：检查并清除口腔异物、开放气道。正确口对口人工呼吸2次。

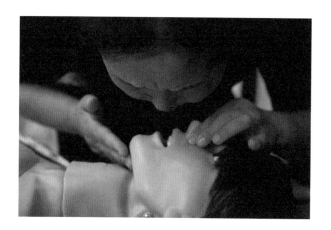

照护小贴士

1. 按压部位准确，力度适宜，按压时两臂伸直，心脏按压持续进行，直至心跳恢复。

2. 就地抢救时应同时呼叫急救中心（120），急救期间不中断按压。

3. 如老年人有外伤出血，同时请人帮忙止血。

4. 换人尽量在一组按压、通气的间隙中进行。

5. 按压与呼吸之比为 30:2。

6. 观察复苏的有效指征为颈动脉搏动、自主呼吸、意识、瞳孔、面色等。

7. 复苏成功，将老年人恢复右侧卧位，继续陪护观察老年人，等待医务人员到来；若复苏不成功，继续以上操作，直到医务人员到来。

二、噎食急救

对噎食者进行应急救护，恢复气道通畅，挽救生命。

1. 准备

照护人员仪容仪表整洁。

2. 步骤

第一步：识别噎食症状（突然停止进食、惊恐、张口、手抓喉部、不能说话）。

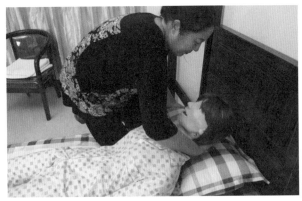

第二步：呼救。

第三步：快速清理口腔内食物。

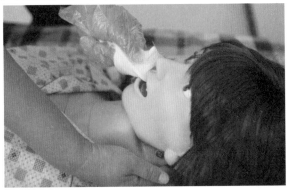

第四步：施救。

（1）意识清醒者，可使用立位腹部冲击法（站于老年人身后，一手握拳，拳眼紧贴上腹部，另一手握住拳头，快速向内、向上冲击腹部，重复操作直至异物排出）。

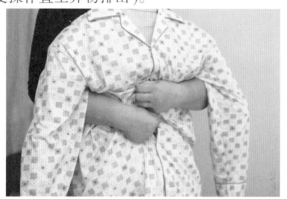

（2）意识不清者，可使用卧位腹部冲击法（老年人平卧，头偏向一侧，施救者一手手掌贴于老年人上腹部，另一手叠于其上，手指翘起，用力向内向上冲击腹部，直至异物排出）。

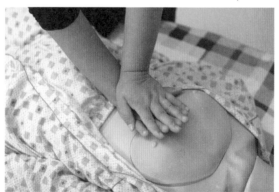

第五步：与到达的医护人员交接。

第六步：记录并汇报事件经过。

照护小贴士

1. 就地现场施救。

2. 急救的同时呼救。

3. 腹部冲击用力适当，防损伤。

4. 疑有内脏损伤者及时送医处理。

5. 重在预防，老年人进食不过急，小口进食，细嚼慢咽，食物细软。喂食者采取固体、流质食物交替喂。

三、跌倒应急处理

评估老年人意外跌倒的伤情，正确处理，避免二次损伤。

1. 准备

准备一：照护人员仪容仪表整洁。

准备二：纱布、绷带、夹板等物品。

2. 步骤

第一步：原地评估老年人，不急于扶起。

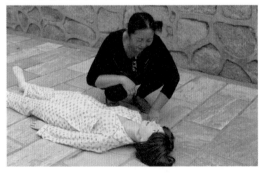

第二步：呼叫老年人，评估意识。询问跌倒过程及伤情，正确处理伤情，注意有无脊柱损伤、骨折、内脏损伤等。

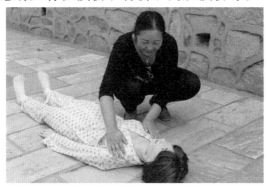

第三步：正确处理局部伤情。骨折固定；止血；扭伤、挫伤者局部制动与冷敷。脊柱有压痛、疑有骨折者，整体搬运，避免脊柱扭曲。

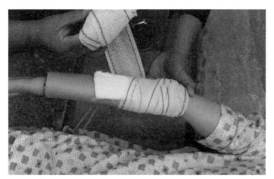

第四步：根据伤情，拨打120或局部处理后送医院就医。

照护小贴士

1.疑有脊柱损伤者，需整体搬动老年人，避免脊柱扭曲，以免造成截瘫等严重的二次损伤。

2. 软组织损伤，避免按摩局部，可采用局部压迫或冷敷，以减轻肿胀。

3.48 小时以内禁止局部热敷，以免加重皮下出血、肿胀、疼痛。

4. 告知家人。有目击者，注意记录目击者情况及联系方式。

5. 伤后 24 小时内，注意观察血压、脉搏及老年人意识情况。

四、意外受伤出血应急处理

老年人意外受伤后应急止血，减少出血量，使之得到及时的救治。

1. 准备

准备一：照护人员仪容仪表整洁。

准备二：纱布、棉垫或干净毛巾、绷带、止血带等物品。

2. 步骤

第一步：判断出血性质。出血呈喷射状，色鲜红，为动脉性出血；静脉性出血色暗红，呈持续涌出状，速度较慢；毛细血管出血色较鲜红，自伤口渐渐流出，不易判断出血点。

第二步：选择止血方法。加压包扎止血适用于毛细血管和静脉性出血，指压止血适用于头、面、四肢的动脉出血，止血带适用于四肢出血。

（1）加压包扎止血：用无菌纱布，或就地取用清洁的毛巾、衣物等覆盖伤口，手指或手掌用力压迫出血部位 10 ~ 20 分钟，或局部加垫加压包扎。

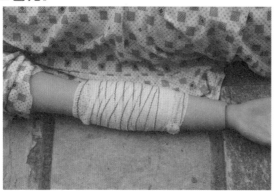

（2）指压止血：用手指压迫在出血的近心端相应动脉上，时间不宜过长，指压部位要正确。

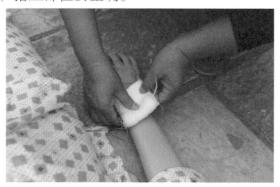

（3）止血带止血：适用于四肢出血，下垫棉垫或毛巾，压力在舒张压与收缩压之间为宜。

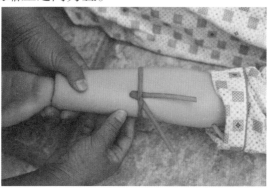

第三步：初步处理后，出血量大、伤口大者或疑有内出血者，及时送医院。

第四步：记录出血及止血情况。

照护小贴士

1. 加压包扎者，应注意压力适当，避免过紧、过久包扎，如在四肢，要注意肢端有无发绀现象，如用止血带者，一般不应超过 1 小时。如超过则每小时应放松 2～3 分钟，防止缺血坏死。

2. 加压包扎和使用止血带者，记录使用时间。

3. 避免用脏衣物覆盖伤口，以防感染。

4. 被铁钉扎伤、动物咬伤者，伤口一般不宜包扎，应及时送医处理。被犬、猫等动物咬伤者，可用肥皂水反复冲洗伤口半小时后送医处理。

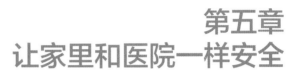

第五章
让家里和医院一样安全

第一节　消毒之前莫忘记

——消毒的基本常识

消毒	消毒是指能杀死病原微生物，但不一定能杀死细菌芽孢的方法。通常应用化学的方法来达到消毒的目的。
灭菌	灭菌是指把物体上所有的微生物，包括细菌芽孢在内全部杀死的方法。通常应用物理的方法来达到灭菌的目的。
防腐	防腐是指防止或抑制微生物生长繁殖的方法。用于防腐的化学药物叫作防腐剂。
无菌	无菌是不含活菌的意思，是灭菌的结果。防止微生物进入机体或物体的操作技术称为无菌操作。

一、常用的消毒方法

1. 物理消毒法

物理消毒法是指采用某些物理因素杀灭、清除环境中的致病微生物及其他有害微生物，或者抑制其生长繁殖。常用的方法主要有自然净化法、机械消毒法、紫外线消毒法、焚烧消毒法、热消毒法等。

（1）自然净化法

自然净化的作用是利用日晒、风吹、干燥、高温等自然因素进行消毒。在良好的通风条件下，任何一种病菌都很难生存。室内经常通风换气，可以稀释或减少致病因子。在通风良好的情况下，每日开窗 2 次以上，每次 30 分钟便可达到较好的消毒效果，所以，照护人员要经常开窗通气。采用自然通风的空气消毒法是老年人居室最有效的消毒方法。

（2）机械消毒法

冲洗、过滤、通风和抖动等都属于机械消毒法。这些方法虽不能杀灭病原体，但可以在短期内排除和减少病原体的存在。一般用肥皂刷洗，流水冲净，可消除手上绝大部分甚至全部细菌。戴口罩也是过滤的一种形式，是目前预防呼吸道传染病的重要而又简单的方法之一。

（3）紫外线消毒法

一般是将需要消毒的物品如衣服、被褥等暴晒于直射的阳光下。消毒的物品要铺开并经常翻动，让各个面都能晒到。一般暴晒 4~6 小时就能达到比较好的消毒效果。如果连晒几天效果会更好。

（4）焚烧消毒法

价值不高而又可燃烧的物品用火焚烧是最彻底的消毒方法，如无用的衣物、纸张、垃圾、受污染的物品等可采用焚烧法处理。焚烧消毒法简单、彻底，但是要注意防止火灾和空气污染。

（5）热消毒法

在所有消毒方法中，热消毒法是效果最可靠、使用最广泛的方法。煮沸消毒和蒸汽消毒都是最简单有效的热消毒方法。将抹布、桌布、餐巾、毛巾、浴巾、手帕等棉织品放入锅内，加水浸没物品，进行煮沸或用蒸笼蒸，待烧开后 15~30 分钟可杀灭大多数的病原体；金属、玻璃、搪瓷制品的餐具均可使用煮沸消毒法；用沸水冲洗瓜果等直接进口的食物也有消毒作用。

2. 化学消毒法

利用化学药品杀灭病原微生物，以达到预防感染和传染病传播流行的方法称为化学消毒法。

（1）化学消毒法主要特点

化学消毒法使用方便，不需要特殊设备；适用范围广，各种物品、空气、水、人体和环境等均可使用；费用低，一次性投资少；使用方法多样，可浸泡、擦拭、刷洗、喷雾、熏蒸以及与物理消毒协同等。但是化学消毒法存在毒性、腐蚀性，有污染环境的可能。

（2）理想消毒剂的特点

杀菌谱广；作用快速；无毒、无味、无刺激、无腐蚀；性能稳定，易储存、运输；易溶于水、使用方便等。

二、常用的消毒剂

1. 医用 84 消毒剂

医用 84 消毒剂为无色或淡黄色液体，是一种以次氯酸钠为主的高效消毒剂。早期仅在医院内使用，用于多种医疗器械、布类、墙壁、地面、便器等的消毒。现被广泛用于宾馆、医院、食品加工行业、餐饮业器具、家庭等的卫生消毒。可杀灭肠道致病菌、化脓性球菌、致病性酵母菌、医院感染常见的细菌芽孢，并能灭活病毒。

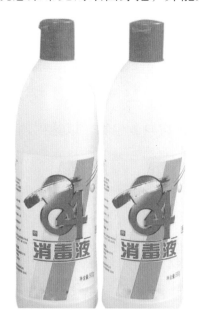

照护小课堂

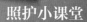

——84 消毒剂的使用

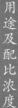

用途及配比浓度

手部消毒

配制比例为：按 84 消毒剂与水为 2:1 000 ～ 5:1 000 的比例稀释，浸泡消毒 2 分钟。

餐饮器具消毒

配制比例为：按 84 消毒剂与水为 5:1 000 的比例稀释，浸泡消毒 10 分钟，然后用清水冲洗干净即可。

普通物体表面消毒

配制比例为：按 84 消毒剂与水为 5:1 000 的比例稀释，浸泡或喷洒至物体表面湿润，消毒时间 20 分钟。

传染病污染物体表面消毒

配制比例为：按 84 消毒剂与水为 5:1 000 的比例稀释，浸泡或喷洒至物体表面湿润，消毒时间 30 分钟。

注意事项

注意浓度

要严格按照不同的用途,采用不同的配比浓度使用,并非浓度越高效果越好。

避免腐蚀

医用84消毒剂的漂白作用与腐蚀性较强,最好不要用于衣服的消毒。因为84消毒剂有漂白作用,白色衣服污染后可以用医用84消毒剂进行消毒,但是浓度要低,浸泡的时间不要太长,以避免腐蚀。禁止用于毛、麻、尼龙、皮革、丝织等物品的消毒。

避免挥发

84消毒剂是一种含氯消毒剂,而氯是一种挥发性的气体,因此盛装消毒液的容器必须加盖,否则达不到消毒效果。

避免混合使用

不要把84消毒剂与其他洗涤剂或消毒液混合使用,否则会加大空气中氯气的浓度而引起氯气中毒。

避免刺激

84消毒剂对皮肤有刺激性,照护人员使用时应戴手套,避免直接接触皮肤。

避免用于食品消毒

蔬菜、水果等食品不要用84消毒剂消毒。

注意事项

避免误服

84 消毒剂应放在老年人接触不到的地方，避免误服。

注意有效期

84 消毒剂的有效期一般为 1 年，在购买与使用时要注意生产日期，放置太久其有效氯含量下降会影响消毒效果。

2. 碘伏消毒液

碘伏消毒液的主要有效成分是碘，其有效碘含量为 45% ~55%。主要性能是可以杀灭肠道致病菌、化脓性球菌、致病性酵母菌和医院感染常见菌，适用于皮肤消毒、手术部位消毒及手术前刷手消毒。

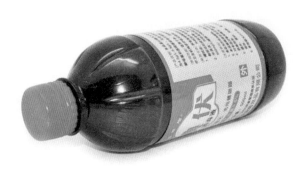

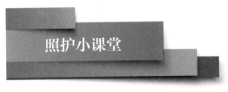

——碘伏消毒液的使用

用途 ➡️ **皮肤消毒**

用原液涂抹擦拭，作用 3 ~ 5 分钟。

注意事项 ➡️ **避免误服**

本品为外用消毒液，不得口服。存放到老年人接触不到的地方，避免误服。

避免过敏

使用前首先了解老年人的过敏史，对碘过敏者禁用。

注意保存

碘伏消毒液需要置于阴凉干燥处，避光保存。

注意有效期

原包装碘伏消毒液的有效期是 24 个月，注意在有效期内使用。

3. 医用酒精

医用酒精的主要成分是乙醇。日常生活中，一般用来浸泡体温计、擦洗皮肤，以达到灭菌消毒和降温的目的。

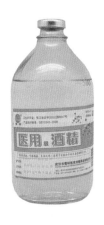

照护小课堂

——医用酒精的使用

用途及配比浓度

皮肤消毒

用于皮肤表面消毒，常用浓度为75%的医用酒精。

预防压疮

长期卧床老年人的背、腰、臀部因长期受压可引发压疮，做局部按摩时，常用浓度为40%～50%的医用酒精。

物理退热

老年人发高烧可用医用酒精擦浴，以达到降温的目的。用于物理退热时，常用浓度为25%～50%的医用酒精。

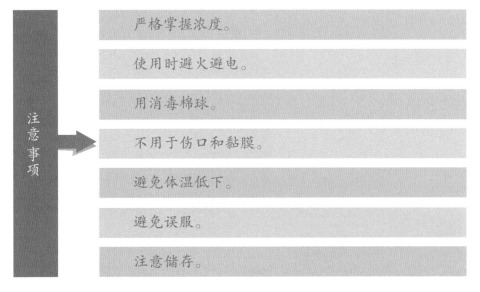

注意事项

严格掌握浓度。

使用时避火避电。

用消毒棉球。

不用于伤口和黏膜。

避免体温低下。

避免误服。

注意储存。

三、消毒与隔离的基本知识

1. 常用物品的消毒方法

（1）毛巾的消毒方法

在老年人照护工作中，毛巾的使用非常频繁，毛巾上常常沾染人体分泌物，其中有许多的致病性微生物，如沙眼衣原体、金黄色葡萄球菌、淋球菌及霉菌等，因此，应每周消毒1次。主要方法如下：

1）微波消毒法。将毛巾清洗干净，折叠好后放在微波炉中，运行5分钟就可以达到消毒目的。

2）蒸汽消毒法。将毛巾洗净放入高压蒸汽锅中，加热保持20分钟，就可以杀灭绝大多数微生物。

3）消毒剂消毒法。浅色毛巾可选用医用84消毒剂与水为5:1 000配制比例的稀释液，浸泡10分钟，然后用清水冲洗干净即可应用。

（2）餐具的消毒方法

碗、筷、碟、勺等餐具是老年人日常生活的必需用品，大量调查资料表明，从这些餐具上常可检测出各种致病微生物，为了保证老年人的身体健康，照护人员必须做好餐具的日常消毒。主要方法如下：

1）煮沸消毒。将洗涤洁净的餐具置入沸水中煮沸消毒 2 ~ 5 分钟。

2）蒸汽消毒。将洗涤洁净的餐具置入蒸汽柜或蒸汽箱中，或者用锅加水煮沸后产生大量蒸汽消毒餐具，使温度升到 100℃，消毒时间 5 ~ 10 分钟。

3）浸泡消毒。不耐高温的餐具，可用 84 消毒剂与水为 1:100 配制比例的稀释液浸泡 10 分钟，然后用清水冲洗干净即可使用。

2. 家具的消毒方法

（1）将家具置于室内，打开抽屉、柜门，关闭门窗，在室内采用熏蒸消毒法和喷雾消毒法进行消毒。

（2）单独消毒，可用 1% 的漂白粉澄清液擦洗或喷洒家具。

3. 常用的隔离技术

（1）手的消毒

在照护老年人的任何操作中，都要通过照护人员的手来实施。为了避免发生交叉传染，避免污染无菌物品或者清洁物品，以保证老年人和照护人员的安全，在照护疑诊为传染病老年人时，照护人员必须掌握正确的消毒方法。

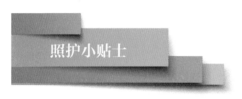

照护小贴士

手的消毒方法

1.洗手。蘸肥皂或液体肥皂认真揉搓掌心、指缝、手背、手指关节、指腹、指尖、拇指、腕部，时间不少于10～15秒，用流动水洗净。

2.浸泡消毒。将双手浸泡于消毒液中，用小毛巾或手刷反复擦洗2分钟，再用清水冲洗。

3.注意事项。洗手时，要反复揉搓至泡沫丰富；浸泡消毒手时，要浸没肘部及以下；擦洗时间一定要足够，保证消毒效果。

（2）帽子、口罩的使用

1	洗手后戴帽子、口罩，帽子应遮住全部头发，口罩应罩住口鼻。
2	口罩使用后，及时取下，并将污染面向内折叠、放入胸前小口袋或小塑料袋内。
3	离开污染区前将口罩、帽子放入污物袋内，集中处理。
4	注意戴、脱口罩前应先洗手，戴上口罩后，不可用已污染的手触摸口罩，不用时不要挂在胸前，口罩应4～8小时更换一次，若有潮湿，应及时更换，保持清洁。

（3）隔离衣的穿脱

照护人员在照护疑诊为传染病的老年人时要穿隔离衣，步骤如下。

第一步：穿隔离衣前要备好照护工作中所需要的一切物品，取下手表，戴好帽子和口罩。

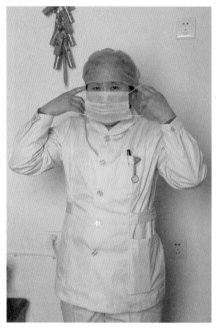

第二步：穿已经接触过病人的隔离衣，污染面向内挂在半污染区的衣钩上。手握衣领从衣钩上取下隔离衣，清洁面向着操作者，对齐肩缝，露出袖笼内口。右手握住衣领，左手伸入衣袖内，抬高左臂把衣袖向下倒，右手把衣领向上拉，直到左手露出来。调换左手握住衣领，右手伸入衣袖内，举起右手臂，使衣袖向肩的方向滑下。

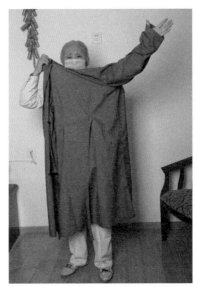

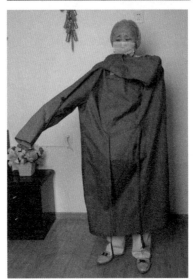

　　第三步：两只衣袖都穿好以后，用双手握住衣领的前缘中央，顺着衣领向后理顺，到颈后把衣领的系带系好。注意不要让袖口触及头和面部。系好衣领以后，放下手臂，使衣袖落下，系上袖带或者扣好袖口。

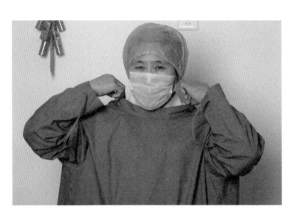

第四步：双手向后系好腰带。隔离衣必须将里面的工作服完全遮盖。穿好隔离衣以后，即可以进行照护操作。

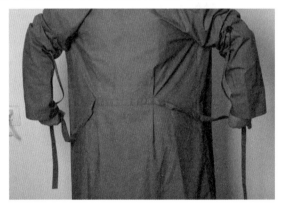

第五步：隔离衣穿好后要记住手已经被污染，不能再触及清洁区，也不要穿了隔离衣再到清洁区去取物品。

第六步：操作完毕要脱下隔离衣，先解开隔离衣袖口的系带，分别把左右袖口向外翻起，向上卷好，到洗手池前清洗干净双手，然后双手分别伸入对侧衣袖内，拉下衣袖，使衣袖遮盖住清洁的双手，用两只手在衣袖里面解开腰带，把腰带拉到前面打一个活结。左手拉着右衣袖，退出右手，把右侧隔离衣反搭在左臂上，用右手解开衣领系带，并握住衣领退出左手，双手抓住衣领，把隔离衣的两侧边缘对齐，清洁面向外挂在半污染区的衣钩上备用。

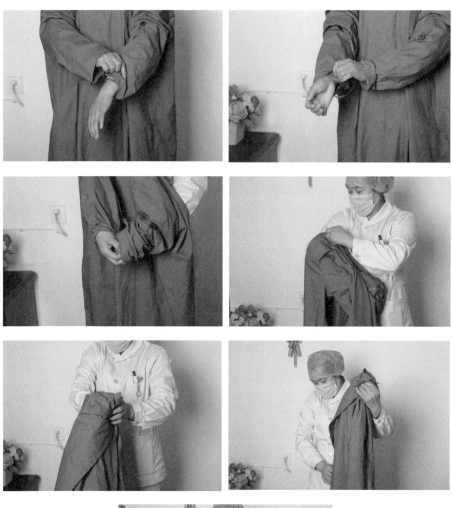

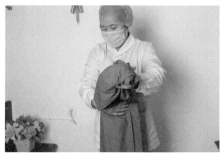

第七步：穿脱隔离衣的同时要换脱隔离鞋。

（4）呼吸道隔离

呼吸道隔离是对病原体经呼吸道传播的疾病所采取的隔离方法，适用于流感老年人患者，具体措施如下：

1 将病室通向走廊的门窗关闭，出入随手关门。

2 照护人员接触老年患者时，必须戴口罩、帽子，穿隔离衣。

3 老年患者的口、鼻分泌物需要消毒处理。

4 注意病室的通风换气，每晚用消毒液擦拭物体表面、地面进行消毒。

（5）消化道隔离

消化道隔离是对病原体通过污染食物、水、食具或手并经口引起传播的疾病所给予的隔离方法，适用于细菌性痢疾老年人患者，具体措施如下：

1 老年人患者应有自己的食具和便器，其排泄物、呕吐物和剩余食品必须消毒后排放。

2 照护人员对老年人患者进行照护时要穿隔离衣，并双手消毒。

3 老年人患者病室应有防蝇设备。

（6）保护性隔离

保护性隔离是为了保护免疫力特别低下或容易感染的老年人所采取的相应措施。

1 免疫力特别低下的老年人要单独隔离。

2 接触免疫力特别低下的老年人的照护人员，必须清洗双手，需要时戴帽子、口罩，穿隔离衣及隔离鞋。

3 免疫力特别低下的老年人病室内每天用消毒液擦拭所有家具和地面；每日用紫外线进行空气消毒1～2次，每次60分钟。

4 尽量减少入室人员，患呼吸道疾病或咽部带菌的照护人员应避免接触免疫力特别低下的老年人。

第二节　需要消毒怎么办

一、洗手

清除手部污垢，减少微生物，预防感染和疾病传播。

1. 准备

准备一：照护人员仪容仪表整洁大方，修剪指甲。

准备二：洗手液或肥皂，毛巾或暖风吹干设备，流动自来水设施。

2. 步骤

第 一 步：
冲湿双手，取
肥 皂 将 手 抹
遍。

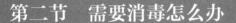

第二步：掌对掌搓手，十指交叉揉搓。

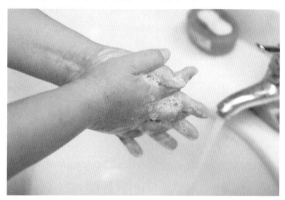

第三步：右手掌盖在左手背上十指交叉揉搓，然后左右手交换。

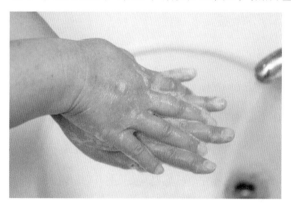

第四步：十指相扣，揉搓指背。

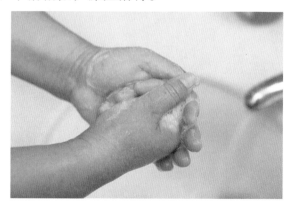

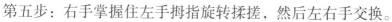

第五步：右手掌握住左手拇指旋转揉搓，然后左右手交换。

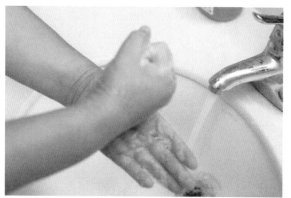

第六步：右手指尖在左手掌中来回揉搓，然后左右手交换揉搓手腕和前臂。

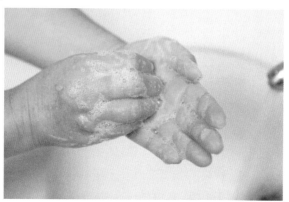

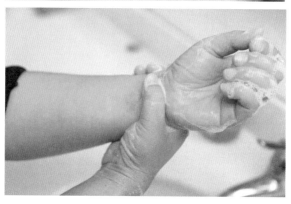

第七步：用流水冲净。

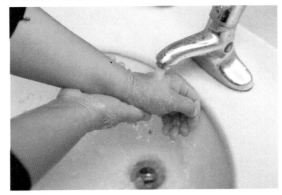

第八步：关闭水龙头，脚踩的开关在冲洗后即放松关闭，节约用水。

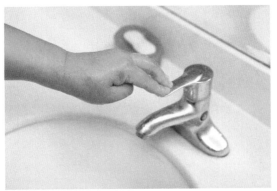

第九步：用纸巾或干净的毛巾擦干，或者用暖风吹手机吹干双手。

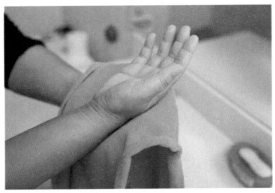

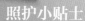

照护小贴士

1. 洗手前根据情况修剪指甲、锉平甲缘。

2. 完成整个洗手过程至少需要 40～60 秒，洗手时每个洗手动作重复做数次。

3. 洗手后擦干的毛巾每天更换，可用一次性纸巾或暖风吹干设备代替，尽量避免再次污染。开关水龙头也易导致重复污染，尽量采用脚踩水龙头。

4. 饭前便后及操作前后洗手。

二、日光消毒

消毒杀菌，同时使物品保持干燥，避免微生物生长繁殖，预防感染和疾病传播。

1. 准备

准备一：选择晴朗、阳光充足的天气，周围环境清洁。

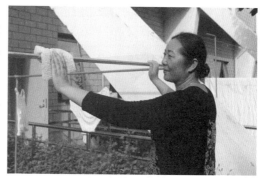

准备二：照护人员衣帽整洁、洗手。

准备三：待消毒的物品。

2. 步骤

第一步：清洁晾晒设施及周围环境。

第二步：物品分类晾晒，使用合适的晾晒设施。尽量使物品各表面直接暴露于阳光下。

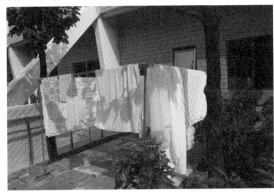

第三步：直接暴晒 4 ~ 6 小时，每隔 2 小时翻动物品一次。

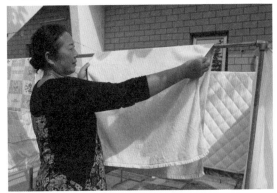

第四步：晾晒物品固定妥当。

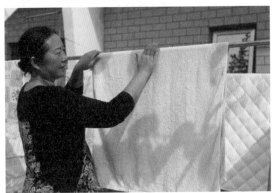

第五步：物品分类整理。

第六步：记录。

照护小贴士

1. 长时间烈日下操作注意眼睛和皮肤的保护。

2. 晾晒前及物品整理前洗手，晾晒设施和周围环境清洁，防污染。

3. 物品分类晾晒和分类整理，有序放置。

4. 晾晒物品固定好，并做好记录，避免丢失。

三、煮沸消毒

消毒杀菌，预防感染和疾病传播。

1. 准备

准备一：照护人员衣帽整洁、洗手。

准备二：清水、消毒锅、火源等。

准备三：待消毒物品分类整理。

2. 步骤

第一步：消毒锅内放适量清水，物品放好后调整水位。

第二步：物品有序放入，放置合理，水流动性良好，物品与水充分接触，注意轴节打开、管腔注水、不重叠。玻璃类物品冷水放入，塑料、橡胶类水沸时放入。

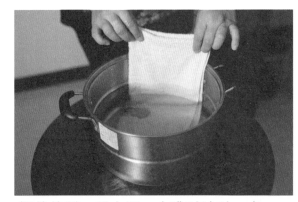

第三步：锅盖盖严，开火源，水沸时计时，煮 5 ~ 10 分钟。

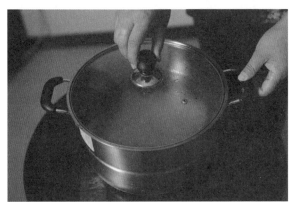

第四步：再次放入物品，待水沸后重新计时。

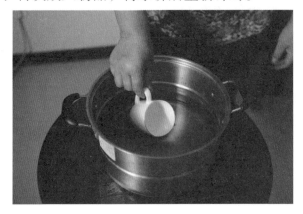

第五步：消毒结束，移火源，取出物品，晾干备用。

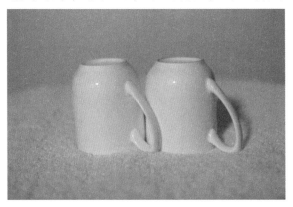

照护小贴士

1. 物品煮沸消毒前先清洁。

2. 中途添加物品应从再次水沸后重新计时。

3. 物品完全浸没在水内，带盖的物品要打开盖子，相等大小的容器要隔开、不重叠、打开轴节，管腔内注满水。

4. 一次消毒的物品不超过容器容量的 3 ／ 4，碗、盘等不透水物品要竖放，不重叠在一起，有利于水的对流。

四、擦拭消毒

消毒杀菌，预防感染和疾病传播。

1. 准备

准备一：衣帽整洁、洗手、戴口罩、戴手套。

准备二：消毒剂，清洁、干燥的抹布和拖布等。

2. 步骤

第一步：戴手套，选择合适的消毒剂。

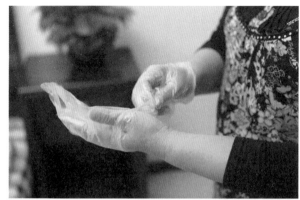

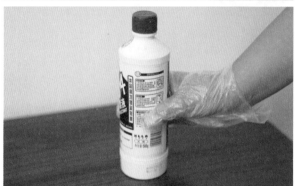

第二步：按要求正确配制消毒液。

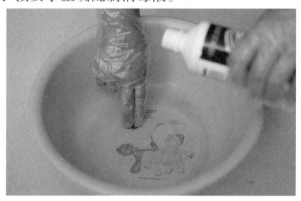

第三步：使用清洁、干燥的抹布和拖布。

第四步：抹布或拖布浸泡消毒液，湿度合适。

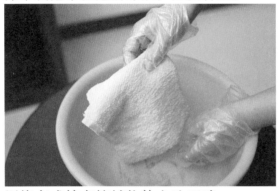

第五步：用拖布或抹布擦拭物体方法正确。

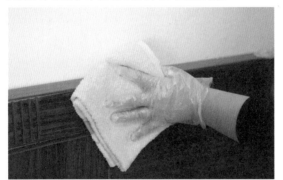

第六步：擦拭不同物体表面，分开使用抹布，标示清楚。

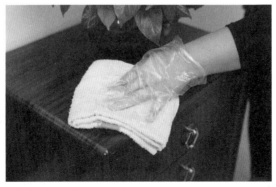

第七步：整理用物。

照护小贴士

1. 根据物品的性质选择正确的消毒剂。

2. 消毒液现配现用。

3. 接触消毒液之前戴好手套。

4. 消毒剂不能混入食品、餐具中，消毒后用清洁抹布清除残留消毒液。

5. 消毒剂定期检查。

6. 擦拭不同地方、种类的物体，要用不同的拖布或抹布，标志清楚。

五、浸泡消毒

消毒杀菌，预防感染和疾病传播。

1. 准备

准备一：衣帽整洁、洗手、戴口罩。

准备二：消毒剂、浸泡消毒用容器、待消毒物品、手套等。

2. 步骤

第一步：戴手套，选择合适的消毒剂和正确的使用方法。

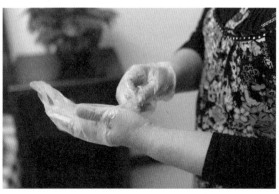

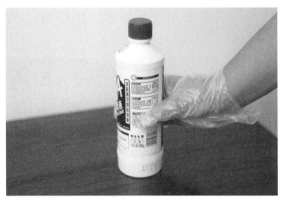

第二步：正确配制消毒液。

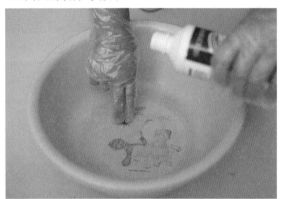

第三步：选择合适的浸泡容器，物品分类浸泡。

第四步：物品各部位始终保持与消毒液的充分接触。

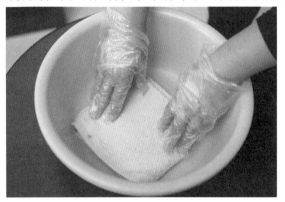

第五步：将消毒液容器盖好，根据不同溶液、不同浸泡物品选择浸泡时间。

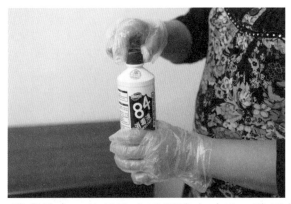

第六步：消毒结束，物品取出后用清水冲洗，晾干备用。

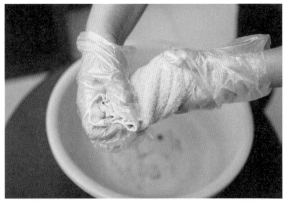

第七步：整理用物。

照护小贴士

1. 保持有效消毒浓度，物品在浸泡前清洗干净、晾干，并注意加盖密闭。

2. 接触消毒液之前要戴好手套。

3. 浸泡时物品的轴节要分开，管腔内要灌满消毒液，物品全部浸泡在消毒液中。

4. 根据被浸泡的物品及消毒剂的性质、浓度，正确掌握浸泡时间。

5. 中途加入新的物品后，要重新开始计算消毒时间。

第三节　宠物虽可爱，饲养请小心

　　许多家庭和老年人喜欢养鸟、养猫、养狗，这给孤单的老年人带来很多乐趣，但从卫生的角度来看，在室内饲养动物会影响室内环境卫生，也可传染一些疾病，应引起注意。

一、养鸟

　　鸟类脱落的羽毛可能是过敏源，鸟飞时带起的灰尘，对有过敏性体质者可导致过敏性病发作，如皮炎、哮喘、鼻炎等。鸟粪中排出的许多细菌对人体也有害，如鹦鹉热可引起鸟的死亡，也可致人发病。所以不要把鸟笼放在居室内。打扫鸟粪要戴口罩。不要与鸟接吻。

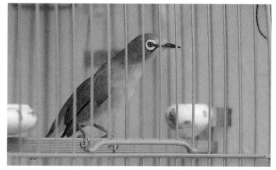

二、养狗

狗身上可带有疥螨、虱子、跳蚤和各种细菌病毒，通过接触可以传染给人类，家中的食品也可能被污染。狗在室内排泄粪便，散发恶臭污染空气。常见由狂犬病毒引起的急性传染病，同样可危及人的生命。所以家庭养狗，一定要管好，安置在居室外。定期对狗的栖息地进行清洁，注意周围疫情，限制家狗活动范围，如有与疯狗接触，应高度警惕，在流行狂犬病时应给狗注射狂犬疫苗，注意不要被狗咬伤、抓伤。

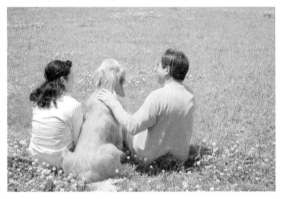

三、养猫

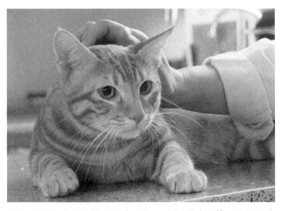

猫可以把老鼠身上的许多病传播给人，如鼠疫等。养猫的家庭要防止猫上床，钻入人的被窝，不要让猫舔人的手和脸。训练定点排便，及时清理。定期预防接种。锁好厨房，防止猫乱舔乱抓食品。被猫抓伤后及时去医院处理。

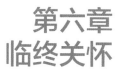

第六章
临终关怀

第一节　临终关怀的对象

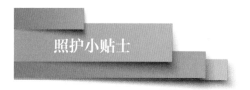

照护小贴士

临终关怀的精神

1. 让每个人免于死亡的恐惧与痛苦。

2. 让每个人享有安详去世的人权。

3. 让每个人生死无悔。

　　一般情况下，临终重症老年人大多遭受着病痛的折磨，面临着对死亡的恐惧，其中，对于那些没有宗教信仰的老年人而言更甚。人生走到了尽头，生命何去何从，茫然不知所措。对于临终重症老年人，基于我们的知识积累和日常生活经验，可能存在着各种各样的认识，甚至可能存在着模糊或者不正确的认识，这对于我们做好临终重症老年人的关怀工作容易造成障碍。因此，全面、正确地认识临终重症老年人，并对其做好临终关怀，是非常必要的。

一、临终重症老年人的范畴

所谓临终重症老年人，并非全部都是指那些马上就要面临死亡的老年人，而主要是指那些身体因为疾病或自然原因而出现了不可逆转的病变或衰退，不再主动进行没有康复可能的医学治疗，而是主要采取姑息疗法，以减轻其身体的痛苦，延缓其病情的恶化，在尊重老年人生命尊严和保障老年人生命质量的基础上，尽量延长其生命。这样的老年人一般可能还有十个月到三年甚至更长的存活期。比如，癌症晚期的老年人、罹患阿尔茨海默症的老年人、植物人状态的老年人，以及其他不可逆地出现脏器逐渐衰竭的老年人等。

二、对临终重症老年人生命状态的认识

在我们的心目中，对于临终重症老年人的印象大概不外乎如此：垂死、痛苦、干枯、难看、难闻等诸如此类的消极负面的形容词。事实上，这些只是临终重症老年人可能出现的症状，但大多并非如此。

从终极的意义上来说，所有的生命都是完全平等、毫无差别的。老年人的生命与年轻人的生命相比，可能只是外在的表现形式和日常的生存状态显现出差异，如老年人的肌体可能会呈现老态，言语动作可能会出现迟缓。但同时，与年轻人相比，老年人可能具有年轻人所不具备的厚重、沉稳、踏实、平静、睿智等诸如此类的特质。宇宙的自然规律分别赋予不同年龄段的生命以互相补充、相得益彰的独特气质，遵循着生命的酝酿、出生、成长、成熟、衰老，直至凋零的周而复始、永无绝期的规律。

有些老年人，可能仅仅只是因为身体的物理原因而不得不长期

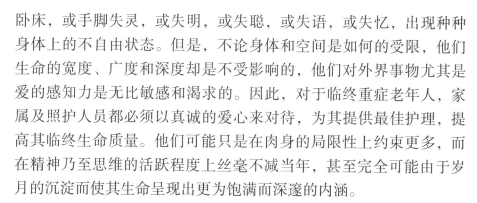

卧床，或手脚失灵，或失明，或失聪，或失语，或失忆，出现种种身体上的不自由状态。但是，不论身体和空间是如何的受限，他们生命的宽度、广度和深度却是不受影响的，他们对外界事物尤其是爱的感知力是无比敏感和渴求的。因此，对于临终重症老年人，家属及照护人员都必须以真诚的爱心来对待，为其提供最佳护理，提高其临终生命质量。他们可能只是在肉身的局限性上约束更多，而在精神乃至思维的活跃程度上丝毫不减当年，甚至完全可能由于岁月的沉淀而使其生命呈现出更为饱满而深邃的内涵。

可以说，每一个生命都在那里灿烂地绽放着，绝不因临终重症的自然约束而泯灭生命之花的美丽光芒。因此，当我们看到老年人长年卧床不能动弹时，我们要感恩他们曾经的劳累和付出；当我们看到老年人失去了视力、听力、表达力、记忆力时，我们应该为世俗的烦扰、喧嚣、是非已经无法干扰他们而感到高兴，他可以真正与自己的生命在一起，自己对自己进行呵护与陪伴；当我们看到老年人因为疾病的折磨而形容枯槁、脾气乖戾之时，我们应该抚慰，把我们内心满满的善意和暖暖的爱意传递过去，彼此滋养和润化；当我们看到老年人健康快乐之时，我们应该随喜，让生命与生命在彼此呵护中获得升华，更为饱满。总之，年老并不可怜，那只是我们所有人都必然经历的生命状态。而我们有幸提前亲近老年人，直面衰老，接触死亡，感悟生命的短暂，对于我们每个人更好地珍视自己的生命，放下内心的苦恼、忧悲、怨恨、贪婪，收获至善至美感恩的人生，都具有不可取代的神奇的作用。

第二节　临终关怀的重要价值和意义

随着年龄的增长和退出工作岗位，老年人的社会生活环境发生重大变化，昔日的人际交往圈日渐缩小，旧有的关系大多不复存在。由于工作关系的终结、体能体质的衰退、经济条件的限制等诸多原因，导致原有的关系圈、老朋友逐渐疏离和淡出视野。甚至由于年龄的衰老，不少亲友故交相继逝去，已是物是人非、知交零落。老年人的社会交往减少，社会行为退缩。长此以往，将会导致老年人的社会功能受损，严重者会出现人际交往障碍，产生社交孤独感甚至身心疾病。社会是人的社会，人是社会的人。人对于群体的依赖和社会的归属感不但不会随着年龄的增长而弱化，反而会更加强烈。进入高龄，老年人急需重新构建自己的社会关系网和人际交往圈。对很多老年人而言，由于健康和生活的需要，医生、保安、护工等成为新的交往对象。但这类传统服务性的社会群体除了给老年人提供必要的治疗和看护的帮助以外，很难对老年人的内心给予更多的关怀，从精神层面满足老年人的需要。

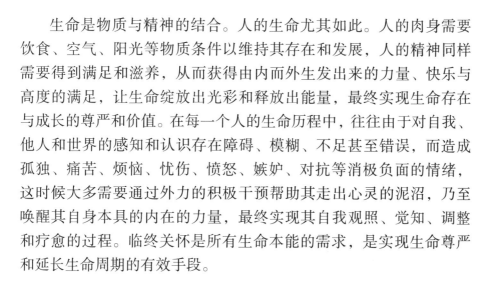

生命是物质与精神的结合。人的生命尤其如此。人的肉身需要饮食、空气、阳光等物质条件以维持其存在和发展，人的精神同样需要得到满足和滋养，从而获得由内而外生发出来的力量、快乐与高度的满足，让生命绽放出光彩和释放出能量，最终实现生命存在与成长的尊严和价值。在每一个人的生命历程中，往往由于对自我、他人和世界的感知和认识存在障碍、模糊、不足甚至错误，而造成孤独、痛苦、烦恼、忧伤、愤怒、嫉妒、对抗等消极负面的情绪，这时候大多需要通过外力的积极干预帮助其走出心灵的泥沼，乃至唤醒其自身本具的内在的力量，最终实现其自我观照、觉知、调整和疗愈的过程。临终关怀是所有生命本能的需求，是实现生命尊严和延长生命周期的有效手段。

爱，是我们人类乃至动物界所能感受到的最大、最正面的能量。当我们用生命来唤醒生命的时候，如果没有爱的连接和爱的流动，即使用尽所有技术性的手段也不会让生命感动。每一个生命都是需要被呵护的，爱是呵护生命最好的手段。因此，对临危重症老年人进行关怀，就是我们唤醒爱、践行爱、传播爱和释放爱的过程。

一、有助于减轻临终老年人身体上的痛苦

临终关怀，其目的不是为了给老年人治疗疾病，而是通过爱与陪伴的心灵呵护，让老年人感受到人间的大爱、温暖、快乐、理解、支持与关怀。由于人的身体健康与精神和情绪状态有极大的关联，因此，在客观效果上，心灵呵护服务能够给老年人带来精神上的愉悦，从而在一定程度上有助于减轻和解决老年人因病痛带来的身体的痛苦。

二、有助于减轻临终老年人精神上的痛苦

临终关怀，能够使老年人在情绪上得到释放和调整，在精神上得到放松和愉悦。

在临终关怀中，用心倾听是一个使用频率很高、效果很好的技法。用心倾听的方法，就是为了营造一个有利于老年人积极、尽情地陈述过往经历与表达内心感受的氛围。

第三节 临终关怀的注意事项

一、临终老年人的心理反应

1. 心理障碍加重

临终老年人容易产生心理障碍，如暴躁、孤僻、抑郁、意志薄弱、依赖性增强、自我调节和控制能力差等。心情好时愿意和人交谈，差时则沉默不语。遇到一些不顺心的小事就大发脾气，事后又后悔莫及，再三道歉。甚至有的老年人固执己见，不能很好地配合治疗护理，擅自拔掉输液管和监护仪。当进入临终期时，身心日益衰竭，精神和肉体上忍受着双重折磨，感到求生不能，求死不能，这时心理特点以忧郁、绝望为主要特征。

2. 思虑后事，留恋配偶、子女儿孙

大多数老年人倾向于个人思考死亡问题，比较关心死后的遗体处理：土葬还是火葬，是否被用于尸解和器官捐献移植；还会考虑家庭安排，财产分配；担心配偶的生活、子女儿孙的工作和学业等。

照护小贴士

美国学者库布勒罗斯博士在《死亡与濒死》一书最早涉及临终病人的心理研究，将病人从获知病情到临终时期的心理反应和行为改变归纳为 5 个典型阶段。这是人们所公认的对临终病人心理过程最简明、生动的描述。

1. 否认期

病人不接受面对死亡的事实，认为"不可能""弄错了"。有的病人虽然不确切知道自己的病情，但却了解自己病情的预后，故作欢态，不让家属过度悲伤；但对知情者则会哭诉真情，以减轻内心痛苦，盼望治疗奇迹。

2. 愤怒期

当病情趋于危重，难以维持时，病人会发怒、泄愤、妒忌、怨恨等，无论对什么事情都不合意、不满足，经常斥责身边的照护人员和亲属。

3. 协议要求期

病人期盼延长生命以达到某种要求或完成未实现的愿望。

4. 忧郁期

此时病人已不得不面对所患绝症的现实，状况日趋恶化，往往沉默且沉浸在回忆之中，表现悲伤并时常哭泣。

5. 接受期

病人已对自己即将面临死亡有所准备，极度衰弱疲乏，表现平静而安宁或常处于嗜睡状态。

临终老年人的心理调适过程，虽可以分成上述几个阶段来论述，但其进展并非依序进行。每一阶段的时间也无法清楚界定，各阶段可能会重叠或重复出现。家属与临终老年人所处的心理调适阶段也不一定会相同。切记，这些阶段只是濒死过程的一种自然反应罢了。

二、临终老年人的照护方法

照护人员应了解临终老年人的心理需要，增加生活内容与人生乐趣，从而减轻临终老年人对死亡的恐惧。我们认为要使老年人处于舒适安宁状态就要真正了解老年人的心理状态，掌握老年人的心理变化，才能给予其最佳的护理，帮助他们正确认识和对待生命和疾病，从死亡的恐惧不安中解脱出来，以平静的心情看待死亡。

1.适当为家属提供与老年人单独相处的时间和环境。

2.安排家属同老年人的主管医生会谈，使他们正确了解老年人的病情进展及预后。

3.同家属共同讨论老年人的身心状况变化和制订相应的照护计划。

4.积极争取家属对照护活动的支持与参与。

5.为家属提供有关照护知识与方法，允许他们为老年人做适当的护理，使其在照料亲人的过程中获得心理慰藉。

6.倾听家属表达自己的感情，劝说他们在老年人面前控制悲伤的情绪。

一旦老年人知道自己将离开人世，照护人员应该给老年人最大的心理安慰和支持；照护人员必须耐心观察，鼓励老年人表达自己的意见，要善于从老年人的言语和肢体语言中了解他们的真正需求，要主动配合老年人及其家属，帮助解决实际问题，充分体现照护人员对老年人的尊重。

照护人员要了解老年人临终前的心愿，倾听老年人的心事，尽量满足老年人的要求，使其没有遗憾地离开人间。对一直清醒或者清醒与昏迷之间的老年人，不断地对昏迷老年人讲话是很重要的。

尊重老年人的民族习惯及宗教信仰，满足其精神及自尊的要求，照护人员要尽量保持老年人身体的清洁和衣着的整洁，使其有尊严。照护人员要对临终老年人表达明确、积极、温馨的关怀，直至他们离去。

对临终老年人躯体的护理应尽量照顾老年人的自尊心，维持其尊严和保持身体的完整形象。

三、做好临终老年人照护和家属的思想工作

临终照护实质上是一种全方位的服务，家属的安慰必不可少。要给予家属心里支持并与之建立相互合作的关系，指导家属参与临终关怀的照护。家属是老年人的精神支柱，其表情痛苦直接影响到老年人的情绪变化，使其病情加重。家属对老年人的心理状态、性格行为、生活习惯等最了解，是其他人不能代替的，老年人往往容易接受自己亲人的照顾。允许家属陪护老年人，是一种有效的心理支持和感情交流，可使老年人增加安全感，有利于稳定老年人的情绪。建议家属合理安排时间，使老年病人能坦然接受陪护，消除孤独感。死亡对老年人来说是痛苦的结束，而对家属则是悲痛的开始，照护人员应理解和同情，提供家属可尽量发泄内心痛苦的机会，尽量疏

导悲痛的心情，重新建立生活信心。

照护小贴士

临终老年人的权利

照护临终老年人时应注意，即使他们很快就要死亡，但他们仍有人的各种需求、价值和尊严。照护人员应根据他们的需要，提供全面的照护，使他们安详地度过人生的最后阶段。为了明确和保护临终老年人的合法权利，1975 年美国国会制定了临终老年人的权利，强调了临终老年人的尊严、自主及知情权。具体内容如下，供参考。

1. 我有权利要求人们继续尊重、照顾与服侍。

2. 我有权利要求得到医院的继续治疗和照护。

3. 我有按照自己的信仰、风俗、生活方式表达自己感情的权利。

4. 我有保留自己隐私与人格不受侵犯的权利。

5. 我有权利要求不受疾病痛苦的折磨。

6. 我有随意发泄自己的痛苦而不受他人歧视的权利。

7. 我有权利要求按照自己的意愿办理后事。

8. 我有要求得到庄重而安详地死去的权利。

9. 我有权利要求受到细心、敏捷、有知识的人的照护，他能充分了解并尽力满足我的需要，能在照护我死亡的过程中使我得到满足。

临终老年人的心理复杂，临终老年人的家属也多因老年人的即将离开而哀伤，故对临终老年人及家属提供精神安慰、支持极其重要，可以让老年人安心，并减轻家属的痛苦。

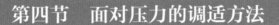

第四节　面对压力的调适方法

一、临终老年人家属的压力

1. 个人需求的推迟或放弃

老年人离世，会造成家庭经济条件的改变、平静生活的失衡、精神支柱的倒塌等。

2. 压力增加，社会性互动减少

照护临终老年人期间，家属因精神的哀伤和体力、财力的消耗，而感到心力交瘁，可能对老年人产生有时希望老年人能长寿、有时又希望老年人赶紧离世省得连累全家的矛盾心理，这样的心理经常会引起家属的内疚与罪恶感；长期照护老年人，减少了与亲友、同事间的社会互动；再加上常对老年人隐瞒病情，避免其知晓后产生不良后果而加速病情的发展，因此既要压抑自我的哀伤，又要不断地隐瞒病情，更加重了家属的身心压力。

二、安慰临终老年人家属的方法

1. 满足家属照顾老年人的需要

让家属陪伴在老年人身旁，照护人员为其提供必要的信息和指导。

2. 鼓励家属表达情感

照护人员要与家属积极沟通，鼓励家属表达内心的感受和遇到的困难，家属出现过激言行时应给予谅解。

3. 指导家属对老年人的生活照料

鼓励并耐心指导家属学习与老年人相关的照护技术，使家属在此过程中获得心理慰藉，让老年人感到亲情温暖。

4. 营造家庭生活氛围

鼓励家属多与老年人相聚、交谈，安排日常的家庭活动（如共进晚餐、看电视、回忆往事等），以保持老年人的心情舒畅。

三、协助临终老年人面对死亡

1. 情绪的疏导

临终老年人的心理状况多样且富于变化，他们的内心可能会产生沮丧、焦虑、无助、绝望与无用感等消极情绪，也可能会与家人分享心事、交代后事、迎接死亡的来临。

照护人员应耐心陪伴、协助老年人表达信息，以同理心与老年人进行沟通，这会对临终老年人的情绪疏导产生极大作用。

2. 维持良好的沟通关系

临终老年人常想交代自己的后事、担心自己成为家人的负担、担心家人日后的生活、忧心家中经济拮据、心愿未了，或仍与家人、亲友有心结等，而使临终老年人惴惴不安。

为了让老年人能够获得心理与思想的平静，照护人员可以制造沟通的机会，或协助老年人向家属直接表达自己的想法，以澄清误解，让老年人离开人世时没有遗憾。再者，照护人员与老年人沟通时，应采用平等尊重的态度，使老年人愿意畅所欲言。

3. 达成心愿的需要

几乎每一位临终老年人都有一些未了的心愿，而这些心愿大多与亲人的生活有关。当挂心的亲人生活安顿好了，老年人才能心平气和地迈向人生的终点。因此，照护人员应给予老年人机会诉说其心愿，且尽力帮助其完成心愿。

四、协助临终老年人家属面对死亡

1. 情绪疏导与支持

家属面临失去亲人，难免悲伤过度，照护人员应倾听、理解家属的哀伤，让家属有机会抒发悲伤情绪，并肯定家属陪伴与照护老年人的意义与价值。

2. 维持良好的沟通关系

照护人员需给予家属支持，以克服与临终老年人沟通上的障碍。帮助家属找到自身情绪宣泄的适当途径，鼓励家属说出内心所关心的事项，适时提供资讯，皆有助于维持良好的沟通关系。

照护小贴士

哀伤处理的十大原则

1. 协助当事人面对失落的事实。

2. 协助当事人辨识并表达其情绪反应（如愤怒、罪恶感、焦虑与无助、悲哀）。

3. 协助存活者在失去亲友的状况中活下去。

4. 协助当事人将情感从逝者身上转移。

5. 让当事人有足够的时间去经历哀伤。

6. 保证当事人的悲伤行为是正常的。

7. 允许哀伤表现方式的个别差异。

8. 提供持续性的支持。

9. 检视当事人的防卫机转与因应行为。

10. 确认有无病态行为发生。

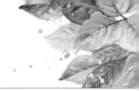

说　明

　　本套丛书使用的部分资料和图片，由于时间原因未能及时联系到作者，在此深表歉意！请作者见书后及时与编者联系，编者将按有关规定支付相应稿酬。

　　联系邮箱：13901247816@163.com